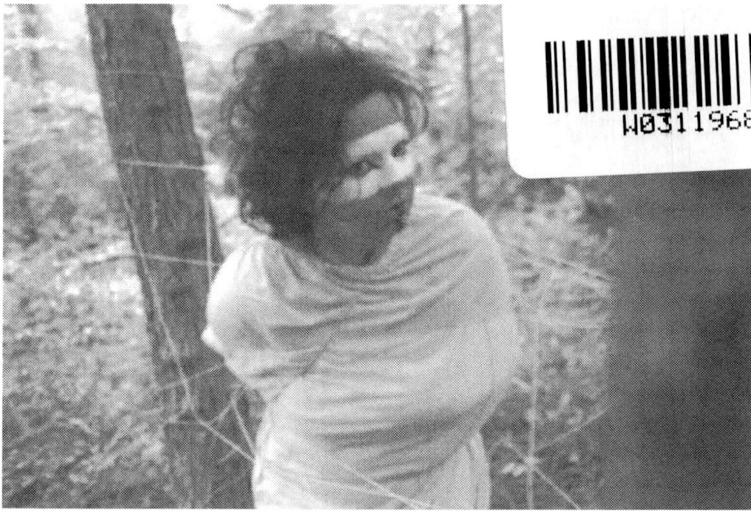

Valeria Liebermann

Psychiatrie in Kurzgeschichten

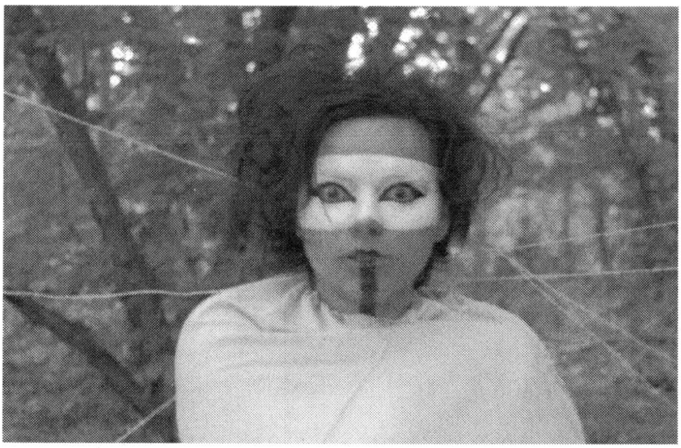

Wir sind so ungeschützt!

Wir sind nicht vor Euch geschützt.

Ihr seid nicht vor uns geschützt.

Dies muss ein Ende haben.

1 *** Das Leben ist schön

A) mit Würde leben

Hagelkörnchen klebten an Leinenfäden. Kalter grauer Morgen. Es war bereits acht Uhr morgens, aber es wurde langsam klar. Sie nahm ihren billigen Kaffee von einer Maschine und zündete eine Zigarette an. Mit jedem Schluck Kaffee, mit jedem Einatmen passte die Welt wieder zusammen. Heute musste sie erst um 13 Uhr in die Firma, in der sie Schichten, Feiertage und Wochenenden arbeitete. Sie arbeitete in einem Callcenter. Warum sie noch nicht wegen ihrer kratzenden Stimme und des lokalen Dialekts gefeuert worden war, blieb ein Rätsel. Die Kollegen kicherten vorher leise, und jetzt scherzten sie offen über sie in den Raucherpausen. Der Arbeitgeber zahlte kaum – und wenn, dann sehr wenig. Man bekam ein wenig mehr, als Hartz-IV. Aber sie ging dahin mit dem Gefühl, eine würdige Bürgerin ihres Landes zu sein und sprach sich sehr gern gegen die aktuelle Verteilung von

Steuern aus. Sie träumte nicht. Sie hat vor langer Zeit damit aufgehört. In allen Fällen konnten es die Leute anfangs beim Kennenlernen nicht fassen, als sie herausfanden, dass ausgerechnet sie Emily-Sophie hieß, und fragten dann erneut.

B) Lebensgarantien

Hagel und Eiszapfen klammerten sich an Leinenfäden. Dieser Morgen ist noch nicht vorbei. Sie ging zum Arzt. Zum Psychiater. Die paranoide Schizophrenie hat sich in ihrer Umgebung bereits seit der letzten Episode rumgesprochen. Bei der Arbeit sprachen alle darüber, aber leise. Es war unmöglich, ihr wegen eines Krankheitsanfalls zu kündigen, und niemand versuchte es. Es war nicht so einfach, Arbeiter für solche Bedingungen zu finden. Dabei war sie einsam, in älteren Jahren, unverheiratet, ohne Kinder und es wird auch keine geben. Der Chef machte sich auch im Raucherzimmer über sie lustig. Aber sie war es gewohnt, wie es einer ihrer Freunde im Raucherzimmer in der Klinik sagte, dass jeder über jeden lästert. Es ist so in Ordnung.

Diese Bekanntschaft haben die Beiden in der ambulanten Ergotherapie geschlossen. Sie konnten immer miteinander über die Krankheiten sprechen, aber über mehr… kaum. Die Entlassung aus dem Krankenhaus hat immer das Schicksal auf allen möglichen Seiten gebrochen. Nach der Entlassung blieb es nur, Maßnahmen zu ergreifen und nicht so viel bzw. so teuer zu rauchen. In der Welt für normale Menschen wird angenommen, dass es etwas zu tun gibt.

C) Zyprexa, Lithium, Quetiapin

Emily-Sophie saß auf dem Sofa im Wartezimmer des Arztes. Dort saßen auch andere Menschen…Obwohl…

Es waren Gestalten, wie Wolken ausgebreitet, total gesichtslose Gestalten. Sie sagte sich im Gedanken, dass sie gut aussah. Neue Medikamente haben sie diesmal nicht wie in der Vergangenheit aufgeblasen. Obwohl die 25 Kilogramm von der ersten Behandlung immer noch sitzen, gab die Kombination von Lithium und Quetiapin ihr endlich die Möglichkeit, eine lebendige Person zu sein, nicht wie diese Menschen hier.

„Hi, Emily!“, sagte der Mann, der neben ihr auf der Couch saß. Die Stimme war ihr bekannt, aber der Körper…!...

„Oh, Lars, hi! Heute merke ich gar nichts!“, sie log nicht zum ersten Mal. Lars war vor einem Jahr mit ihr im Klinikum und hatte eine schizoaffektive Störung. Damals sollte sie ihm es besser sagen, dass er es nicht erlauben soll, sich Zyprexa verschreiben zu lassen. Er hatte damals seine erste Episode. Er war 20 Jahre alt. Sein behandelnder Arzt stritt vor seinen Augen mit dem Oberarzt: ob Lithium oder doch Zyprexa. Zyprexa macht nicht süchtig, aber die meisten Patienten werden zu ewig müden und fetten Zombies. Lithium gibt keine Garantie, verursacht Abhängigkeit, es ist besser, es das ganze Leben lang zu nehmen, aber wenn es funktioniert, kann man damit sogar das volle Leben genießen. Blutspende und Kinder bekommen ist jedoch ausgeschlossen. Zyprexa wirkt als erstes Medikament schnell und das Lithium muss sich noch einleben. Ja, sie gaben Lars Zyprexa. Von ihm blieb nur sein Cappie. Der übertrieben dicke Mann mit dem verlorenen Blick atmete schwer ein und aus. Sie sagten beide nichts mehr.

D) Die regelmäßigen Termine in der Ambulanz

Nach immer gleichen Fragen, ob es einen Selbstmordwunsch gibt und wie das Wohlbefinden ist, endete der Termin. Sechs Wochen später ist der nächste. Ihr Arzt war der achte Arzt. In zwanzig Jahren Krankheit hatte sie verschiedene Spezialisten kennenlernen dürfen. Emily-Sophie war jetzt endlich mit ihrem zufrieden. Sie nahm die Jacke aus dem Wartezimmer, wünschte Lars alles Gute und atmete tief ein und aus, als er sie nicht mehr sehen konnte. Sie ging zum Ausgang der Klinik. Nachdem sie eine leere Zigarettenschachtel in ihrer Tasche gefühlt hatte, fluchte sie und machte sich auf den Weg zur Arbeit.

E) Im Raucherzimmer sprechen

Als sie in das Raucherzimmer der Firma ging, begann sie dort ein Gespräch über das Wetter und über eine Fernsehsendung mit höchstem Rating. Junge Leute träumten davon, Profisänger zu werden. Jedes Jahr passierte wieder genau das Gleiche, und nach einem Monat vergaßen sie die erfolgreichsten Kandidaten und glotzten eine weitere Rating-Show. Im letzten Programm stand vor der Jury ein großgewachsenes blondes Model mit einer Maske über den Augen und sang ein seltsames

Lied mit den seltsamsten Bewegungen dazu. Die junge Frau war eine Russin.

Im Raucherraum teilten sich die Menschen in zwei Lager auf. Mitarbeiter von Lager A sagten, sie sei eindeutig eine Hure und gut, dass sie nicht durchgekommen ist. Mitarbeiter von Lager B würden sie gerne in weiteren Sendungen sehen. Emily-Sophie war im Lager A, weil sie schlanke junge Mädchen nicht leiden konnte. Das war durch die Wirkung von Zyprexa an ihr „gesponsert". Der Konflikt zwischen den Lagern endete– es läutete die Klingel zur Schicht.

F) Selbstwertgefühl

Wie viele Unfälle passieren täglich? Sie dachte darüber nach, aber nicht lange, nahm ihre Kopfhörer ab und schaltete den Computer aus. Es war erst acht Uhr abends, man könnte noch ein paar ehemalige Klassenkameraden in der Nähe des Supermarktes treffen. Natürlich mochte sie diese nicht wirklich, aber sie brauchte den Beweis, dass sie einen engen Freundeskreis hatte. Im Gegensatz zu diesen Leuten hatte sie einen festen Arbeitsplatz und konnte sich wie eine Person höheren Grades fühlen, die es sich von der Krankheit nicht nehmen lassen hat. Sie hat einen festen

Job. Sie fand ihr Selbstwertgefühl unter den arbeitslosen Alkoholikern.

G) Nichtig

Emily-Sophie sprach erneut über die Sendung und fühlte sich plötzlich leer. Sie sah sich um, atmete schwer ein und aus und ging nach Hause. Sie spürte dieses Gefühl jedes Mal und es war oft lauter, als ihre Kommunikation mit diesen Menschen.

H) Was bist du, das echte Leben?

Sie kam nach Hause, schaltete die Kaffeemaschine ein und schaltete den Fernseher ein. Die Leute dort waren nicht real. Es gibt keine solchen Dinge, das sind Stars. Der hübsche Mann gab der jungen Frau eine rote Rose. Aber die Leute schenken sich keine Blumen und haben keine Dates! Aber was für eine schöne Show! Emily-Sophie zündete eine Selbstgedrehte auf dem Balkon an und fand den kleinen und den großen Wagen am Himmel. Nach zehn Minuten ging sie ins Bett.

I) Amateure und der Abdruck im Gedächtnis

Sie ist selbst um zehn Uhr ohne Wecker aufgestanden. Sie streckte die Hand aus und duckte sich sofort, so gut sie nur konnte. Das Treffen mit Lars hat am Vortag Spuren hinterlassen und sie erinnerte sich sofort an ihren Traum. Sie ist 20, sie schaut in den Spiegel und sieht, wie ihr schöner Körper fett wird und sich jeden Tag seitlich und hin und her ausbreitet. Die Ergotherapeutin rennt in die Station und befiehlt, in einem unhöflichen Ton zur Therapie zu gehen. Aber sie hat keine Kraft, will nur unter der Decke essen. Zyprexa hat sie bereits zu einem Zombie gemacht. Ungewollt geht sie doch zur Therapie. Da steht das ewige Radio mit den gleichen nervigen Songs, auch dieselbe unerzogene und unprofessionelle Göre mit Pony und Pferdeschwanz, die Frau „Tö“, wie sie immer unterschreibt. Emily-Sophie würde ja etwas tun, aber sie war in ihrem eigenen Körper eingesperrt.

Schneller zum Kaffee!, - sie kommt zurück in die Realität. Aber Kaffee hilft immer dabei, positiver zu sein. Sie muss heute noch zum Frisör, ihre Haare schneiden lassen. Ihre Haare gingen ihr schon bis zu den Ohren.

2 *** Welt innerhalb und außerhalb der Stationen

A) Wir erhöhen Antidepressiva oder Sie gehen ins Klinikum

„Wie geht es Ihnen?“ Der Arzt setzte seine Brille auf.

Lars antwortete, er kann nicht aufstehen, schläft bis um drei und nimmt bereits um acht eine Nachtdosis Medikamente. Und das jeden Tag. Seine Freunde hörten auf, sich mit ihm zu verabreden, weil er nur isst und nichts sagt. Ein Freund kam jedoch trotzdem zu ihm. Er kommt ein- oder zweimal in der Woche, schiebt ihn raus zum Spaziergang, erzählt ständig irgendetwas, damit es keine Pausen gibt. Dieser Freund weiß, dass Lars ihm nicht zuhört. Lars hat Glück. Seine Mutter versucht auch, Lars zu motivieren, aber er bleibt immer nur eine unbewegliche Puppe, ein Seelengelähmter, ein fetter Faulenzer. Es ist bedauerlich, dass es kompliziert und schmerzhaft ist, zu sterben. Und wenn es nicht weh tun würde, würde er sich schon längst irgendwie umbringen. Es ist notwendig, die Mutter von diesem Schmerz zu befreien. Einmal sterben und sie wird ihn nicht durch die Augen des falschen Optimismus anschauen müssen. Sobald der Schmerz des Verlustes vergeht, nach einem halben Jahr vielleicht, wird er keine Last mehr sein. Und vielleicht werden die Familie, Freunde und Bekannten sogar anfangen, über ihn als einen guten Menschen zu sprechen, und nicht wie über einen faulen.

Der Arzt setzte seine Brille wieder ab. „Wir können Ihr Antidepressivum erhöhen oder, was ich empfehle, Sie sofort ins Klinikum einzuweisen."

B) Mütterliche Fürsorge

Die Mutter umarmte ihren Sohn. Sie maß jede Umarmung insgeheim, wie und wie viele Zentimeter ihre Hände jetzt nicht zusammengreifen können. Entweder hat sie sich auf diese Weise von der Realität abgelenkt, oder ...

Handtuch, bequeme Schichtkleidung, Hygieneprodukte, Schuhe. „Alles klar, komme morgen!". Sie lächelte. Dann umarmte sie ihren Sohn erneut.

C) Matthias

Matthias war ein sehr schwieriger Patient. Vor einem Jahr lag er auch in derselben Abteilung. Er bat Krankenschwestern und Krankenpfleger, ihm Wasser für den Tee auf genau 80 Grad zu erhitzen, weil es diese Art von Teezubereitung ist, die im Paradies gemacht wird. Er war auf Station noch bevor Lars dort ankam, und wurde immer noch nicht entlassen. Es gab jedoch eine Freude für Lars. Matthias saß auf einer Bank im Hinterhof der geschlossenen Station. Anscheinend war die bei ihm aggressive Phase völlig vorbei.

Vor einem Jahr hatte Matthias nur in Begleitung von medizinischem Personal die Möglichkeit zu einem Spaziergang in diesem kleinen Hof. An einem Morgen, nach der Visite, wollte er spazieren gehen, aber das Personal blieb etwas länger bei der Visite beim neuen Patienten. Matthias trat laut in den Korridor und fing an zu schreien, dass sie ihn ruhigstellen wollen, dass sich alle gegen ihn verschworen hatten. Ein alter Mann, der an ein Bett neben Matthias gefesselt war, hatte ein großes Pech. Matthias entriss, wie auch immer, den eisernen Griff des Bettes ab und begann alles um sich herum zu zerbrechen, auch das Glas zum Schwesternzimmer und zur offenen Station. Die dortigen Patienten versteckten sich.

Auch er wurde während seiner gesamten Krankheitsgeschichte zu einer riesigen grauen Fettwolke und konnte ohne die Hilfe von Pflegern und Polizei nicht gefesselt werden. Lars erinnerte sich daran, wie Matthias sehr laut der Polizei erzählte, dass sich die Ärzte gegen ihn verschworen hatten, nachdem sie von oben von dem göttlichen Plan erfahren hatten, für welchen er vom Himmel delegiert wurde.

Aber jetzt saß Matthias ganz frei auf einer Bank. Lars wagte es nicht, sich ihm zu nähern.

D) Die Mitbewohnerin

Stella hat sich von der offenen Station selbst entlassen. Sie konnte nicht mehr die gleichen dummen Gesichter sehen, vor allem nicht das der Zimmermitbewohnerin, die die Heizung voll aufdrehte und das Fenster kippte, um sich mehr zu wärmen und frische Luft zu bekommen. Diese Nachbarin war zu faul um herauszugehen, und das gemeinsame Bad war voll mit dem Rauch der billigsten Zigaretten.

Diese Frau brachte Stella gerne das Leben bei, besonders oft wiederholte sie, wie man wirklich starken Kaffee kocht, ohne in die Gemeinschaftsküche zu gehen. Sie begoss ihren billigsten Instantkaffee mit dem auf heiß gedrehten Wasserhahn im Badezimmer: „Dreh den Wasserhahn auf Maximum und warte 5 Sekunden, und dann Kaffee, Milchpulver und Zucker dazugeben und umrühren!“

Stellas Nachbarin konnte fast ein Jahr lang nicht entlassen werden. Die Depression der Frau hatte bereits aufgehört, aber sie lebte nicht in Naumburg, sondern 70 bis 80 Kilometer weiter in einem Dorf, in dem es keinen psychiatrischen Spezialisten gab. Selbst wollte sie sich nicht entlassen und wollte wegen ambulanter Termine in Naumburg nicht näher zum Klinikum umziehen. Die Ärzte dachten, dass zu Hause die Symptome der Krankheit zurückkehren würden, die Dame hat die Medikamente völlig abgelehnt. Sie ließ es sich gut im Klinikum gehen und schob sich das Hartz-IV zur Seite, wofür auch immer.

D) Ein Schokoladenjahr

Stella entließ sich aus der offenen Station selbst und dachte, das war es, jetzt ist sie glücklich und frei. All dies war am ersten Tag des freien Lebens und dann zog sich das „Glücklich“ zurück. Bequeme Hauskleidung wurde durch gewöhnliche Straßenkleidung ersetzt, die unglaublich eng geworden ist. Der Spiegel im Flur ihrer kleinen Wohnung zeigte eine hässliche, fette Fresse. Egal, wie Stella sich drehte, sie konnte ihr früher eigenes

Gesicht in diesem Spiegel nicht finden. Sie rief eine enge Freundin an und verabredete sich am nächsten Tag mit ihr zum Abendessen. Eine andere Freundin sagte, dass sie sie noch am selben Tag nach der Arbeit besucht. Stella überlegte, wie sie ihre schöne schlanke Figur wiederbekommt, aber während sie darüber nachdachte, aß sie zwei Packungen Schokoriegel zu je 750 g.

Die plötzlich schlaue und intelligent gewordene Leute sagten: „Iss lieber einen Apfel oder trink etwas Wasser, du isst doch selbst kiloweise Fettiges und Süßes und dann bist du überrascht, dass du fett wirst! Wenn du essen willst, iss Äpfel oder Karotten!“

Aber das Schokoladenleben funktioniert anders. Tägliches Olanzapin und Abilify verursachen einen anderen Hunger, als eine Person im wirklichen Leben fühlen kann. Dies ist nicht das Knurren des Magens, sondern das Rumpeln des Gehirns unter dem Einfluss der stärksten Chemie. Von dort werden Signale gesendet, dass, wenn eine Person, die einer solchen medizinischen Behandlung unterzogen wird, nicht in kürzester Zeit eine große Menge des fettesten Produkts schluckt, dies zu unvermeidlichen schrecklichen

Konsequenzen führt. Dies ist ein Teil des Lebens voll in Schokolade.

Ein weiterer Grund ist eine Lebensaktivität von nicht mehr als 7 Stunden pro Tag. Als am Anfang nach der Entlassung manchmal Freunde zu Stella kamen, war klar, dass es kein Gespräch geben würde. Stella war nicht dumm, sie hatte einfach nichts zu sagen. Sie aß Süßigkeiten, die eigentlich für die Gäste waren und war die ganze Zeit still.

Einen Monat später hörten die Freunde auf sie zu besuchen und luden sie nirgendwo mehr ein, aber es war für alle bequemer – es gab keinen Bedarf beiderseits mehr. Stella stand um vier Uhr nachmittags auf, aß, ohne aufzustehen, weil sie für längere Zeit Essen einkaufte, im Bett UNO im Internet spielte, nicht in den Badezimmerspiegel schaute und schnell an dem Spiegel vorbei in ihr Zimmer rannte und sich dabei immer mehr hasste. Um acht Uhr abends schluckte sie die Nachtdosis der Medizin, schlief ein, und schlief bis vier Uhr nachmittags am nächsten Tag. Sehr oft probierte sie es, war sie zu schwach dafür, um sich die Adern aufzuschneiden. Sie kümmerte sich lange nicht mehr um sich selbst, sie hatte nur Mitleid mit ihrer eigenen Mutter, die ständig versuchte zu helfen, aber alles schien unmöglich zu sein, wie es sich auch später herausstellte. Stella sollte nur die Medikamente wechseln und sich nicht mit Antidepressiva füllen lassen, die ihr nur wegen einer falschen Einschätzung verschrieben wurden. Das hat sich erst nach Jahren herausgestellt. Das Selbstwertgefühl starb jeden Tag neu ab.

Nur ein Freund wurde zum Helden dieser schrecklichen Stunden des verhassten Lebens. Der Mann, den sie absolut zufällig in der Straßenbahn kennengelernt hat, als sie noch schön und schlank war. Sie begegneten sich, als Stella und ihre Gäste aus Israel diskutierten, an welcher Straßenbahnhaltestelle sie aussteigen sollten. Victor mischte sich in das Gespräch ein und schlug den besseren Weg vor.

Victor wurde ein echter Held in der Geschichte von Stella. Er war der Einzige, der sie das ganze Jahr, ein- oder zweimal in der Woche, mehrere Stunden lang zum Spaziergang rausführte und erzählte, erzählte, erzählte ... und Stella schwieg, sie hatte nichts zu sagen und sie hörte Victor nicht zu, denn es war eine unmögliche Aufgabe. Es schien, als wäre sie ein Jahr lang taub, aber sie konnte mit einem primitiven Satz antworten, wenn sie es wirklich brauchte, also ja oder nein. Victor wusste das, und drei bis vier Stunden lang redete er weiter, wissend, dass sie ihm nicht zuhörte.

Als Stellas Eltern ebenfalls beschlossen, in diese Stadt zu ziehen, half Victor bei dem Umzug absolut unentgeltlich. Stella mochte kein Mitleid, aber sie ist auch heute sehr stolz darauf, einen solchen Menschen als echten Freund zu haben.

E) Das Verweigern der Medikamente

Die Ärzte gingen bei der Visite von Zimmer zu Zimmer. Aus dem Zimmer gegenüber hörte man laute Musik. Auf einmal wurde diese ausgeschaltet und ein Patient kam heraus. Er war schon länger auf der geschlossenen Station, bevor Johanna gebracht wurde. Seitdem ist ein Monat vergangen. Aus irgendeinem Grund beschloss der Mann plötzlich, mit ihr zu sprechen.

Max erwies sich als eine ziemlich nette Person, die offenbar sehr gern seinen Horizont mit Hilfe von Büchern und Internet erweiterte. Der junge Mann sah nicht wie ein Irrer aus, es gab keine Schnitte an seinen Armen, er war auch kein Alkoholiker.

Ein paar Tage Kommunikation brachten Johanna und Max zu persönlicheren Gesprächen. Im Hof der geschlossenen Station begannen sie auf einem großen Feld Schach zu spielen. Die Figuren waren fast in ihrer Größe. Dort wagte Johanna es, eine einfache Frage zu stellen:

„Du bist so normal! Und im Allgemeinen ruhig, ausgeglichen, offensichtlich nicht deprimiert. Warum bist du hier?“

Max lächelte:

„Ich lebe seit einem Jahr hier. Mir passt alles. Ich habe hier essen, trinken und bekomme Besuch nur zu bestimmten Zeiten. Aber die manische Phase kann jederzeit eintreten, deshalb halten sie mich hier.“

„Was nimmst du? Können Sie das Medikament wechseln?“

„Ich habe die Medikamente abgelehnt, Johanna. All diese Chemie dient nur dazu, sie der Menschheit zu unterzuschieben, den Körper zu zerstören und nicht, um ihn wieder in Takt zu bringen. Ich akzeptiere im Grunde nichts von den Medis. Wenn mein Bauch schmerzt nicht, und schon gar nicht, wenn mein Gehirn schmerzt. Denk nur daran, welche Chemie das ist! Geht es den Menschen danach wirklich besser? Vielleicht sollten Sie sich dagegenstellen und sich nur beruhigen und sich Zeit für eine Behandlung ohne Chemikalien geben."

Johanna hatte keine Fragen mehr. Ihr Hals begann zu kitzeln wie vor Übelkeit. Johanna tolerierte solche speziellen Volksheilmittel nicht.

G) Abgefesselt

Als alle Patienten nach dem Morgensport zum Frühstück in den Speisesaal gingen, sahen und beobachteten und hörten sie durch einen Schlitz der geschlossenen Tür des Schwesternzimmers zur Patientenzimmertür, wie eine Frau, die an das Bett gebunden war, versuchte, ihre gebundenen Arme, Beine und den unteren Rücken vom Bett zu befreien und sich weigerte zu essen. Pfleger Sven hielt ihren Kopf und öffnete den Mund der Frau, während Schwester Annika Brei Löffel für Löffel und dann zusätzliche beruhigende Medikamente hineinwarf.

Während andere Patienten frühstückten, mussten sie solche unheimlichen Geräusche von Schreien bis Heulen hören, auch wie ihre Hände, Arme und Füße auf ihrem zitternden Bett klatschen. Auf dem gleichen Weg frühstückten die anderen Pfleger auch und unterhielten sich dem entsprechend laut.

--- ---.

Eine Woche später wurde Lena auf die geschlossene Station gebracht. Lena wollte nicht ohne ihren geliebten Freund leben und beschloss, Tabletten zu schlucken. Nach einem intensiven Kampf um ihr Leben schickten die Ärzte das Mädchen in die Psychiatrie. Das Mädchen war ruhig, bescheiden und weinte jede Nacht leise in ihrem Zimmer.

Die Mitbewohnerin im Zimmer, Frau Meier, sprach überhaupt nicht mit Lena, sie weinte auch, stand auf nur um auf die Toilette zu gehen. Die Ärzte brachten ihr Essen und Trinken ins Zimmer und fütterten sie, indem sie sie für jeden Löffel überzeugen mussten.

Auf der Station wusste kein Patient, dass es eine solche Frau überhaupt gab, und erst in der dritten Woche ging sie zum Frühstück und Abendessen raus. Sie war still und Lena gefiel es. Weder sie noch Lena selbst fragten sich jemals, warum die andere weinte. Alles ist ruhig und friedlich.

Eine Woche später saßen alle Patienten im Speisesaal vor dem Eingang des Raumes, in dem sich Ärzte, Chefärzte und anderes medizinisches Personal befanden. Frau Meier wurde als Dritte aufgerufen. Heute haben sie in der Reihenfolge der Zimmer angerufen. Innerhalb einer halben Minute hörten alle Patienten aus dem Raum, in dem die ärztliche Untersuchung stattfand, einen Schrei. Frau Meier lief heraus raus und schlug die Tür zu, packte zwei Stühle, drehte sie um und warf sie darüber. Sie trug den nächsten Stuhl mit sich in Richtung ihres Patientenzimmers. Der Stuhl flog auf das Sofa, dann auf das Glas der Schwester. Lena bekam Angst um ihre Sachen, aber eine andere Patientin hielt sie auf.

Frau Meier kam jedoch nicht ins Zimmer. Krankenschwestern und Krankenpfleger rannten aus dem Dienstraum, in dem die Ärzte saßen. Sie packten Frau Meier, nahmen einen Stuhl weg und spritzten ihr bei einem lauten Quietschen etwas ein, brachten ein Schiebebett und banden die Frau daran fest.

Am nächsten Morgen frühstückten die Patienten wieder unter den Schreien von Frau Meier und ihren Versuchen, sich vom Bett zu lösen. Frau Meier brauchte 2 Jahre, um sich von der Krankheit zu erholen.

H) Prüfungen während der Manie

Man kann sich in der manischen Phase der Psychose nicht auf Prüfungen vorbereiten. Besonders, wenn man aufgrund des Stresses gerade bezüglich Prüfung in die Psychiatrie kam. Karsten standen ernsthafte Prüfungen seines Hauptfachs bevor. Ohne das Bestehen wäre es unmöglich, im nächsten Semester weitere Seminare zu belegen, ohne ein Jahr zu verlieren.

Von Anfang an sagte der Professor, dass diese Prüfungen schwierig sein werden. Eine große Anzahl von Studenten sind am Fach der Geschichtswissenschaft eingeschrieben, aber nur die Hälfte von ihnen bleibt im zweiten Semester. Bei Karsten entwickelte sich einen Monat vor den Prüfungen eine paranoide Schizophrenie. Seine Umgebung zuckte mit den Schultern. Sowohl seine Mutter als auch Großvater und Cousin des 4. Grades verstehen nicht, wie Karsten wegen einer solchen Kleinigkeit schizophren wurde. Jeder will so denken und nicht darüber nachdenken, was es in Wahrheit beeinflusst hat, dass diese stressigen Prüfungsbedingungen eigentlich nur den Ausschlag gegeben haben, und nicht, dass es sich alles angesammelt hat. Aber wen interessiert das? Eine Familie aus einer kleinen Stadt wird noch fünf Jahre lang über etwas zu labern haben und Karsten bei jedem Kontakt dadurch quälen.

Die Ärzte haben es Karsten nicht verboten, sich auf die Prüfungen vorzubereiten, damit er natürlich nicht, wie am Anfang, rebelliert. Allen Experten war klar – solange der Patient eine manische Phase hat, kann er sich nichts von diesen Prüfungsmaterialien im Kopf behalten.

Am Tag der Hauptprüfung beschloss Karsten, einen Tag Urlaub mit seiner Mutter zu machen. Die manische Phase war damals schon vorbei, aber die Ärzte versuchten ihn zu überreden, nicht zur Prüfung zu gehen, sondern einen Krankenschein zu nehmen, und diese später nachzuholen. Aber Karsten hielt das für nicht akzeptabel.

Jeder in der Geschichtswissenschaft wusste, dass viele Seminare im Voraus angemeldet werden mussten. Personen, die die Prüfung nicht rechtzeitig bestanden haben, werden zunächst weggeschoben. Karsten dachte nicht über Möglichkeiten nach, mit Professoren zu sprechen, und entschied sich gegen den ärztlichen Rat die Prüfung zu schreiben.

Zwei Jahre später schrieb Karsten die Prüfung zum zweiten Mal und bestand sie.

3*** Die „Volksmeinung“

Es läutete das Signal zur Pause. Wie immer begannen die besten Freundinnen, die vorne an den Computern saßen, laut zu lästern. Entweder aus der Inspiration des nächsten Klatschmagazins oder weil russisch und die andere polnisch war, kommunizierten sie immer sehr laut. Normalerweise ging ihre Mitarbeiterin in die Cafeteria, aber das Gesprächsthema der Tratschenden war für sie viel zu schmerzhaft. Die Eine sagte, dass ihr gemeinsamer Freund ihr aus Portugal, wo seine Eltern wohnen, mit ihr letztens geschrieben hat. Sie lachten über die Tatsache, dass der Kumpel ihr erzählte, er sei depressiv, kann nicht aufstehen, will nicht mehr leben. Seine Eltern schieben ihn jeden Tag zum Strand oder zur sonstigen Unterhaltung raus.

„Ich habe auch Depressionen, so viel hat sich angesammelt! Und ich arbeite! Ich würde jetzt sehr gerne zum Strand gehen, und mich erholen und alles genießen. Und der ... ja, ein fauler ist er Sack einfach! Er tut nichts, weil er nicht will und sucht dafür Erklärungen!". Die Mitarbeiterin hinter den Frauen schrie:

„Du verstehst nichts!", und dann brüllte sie. „Depression ist für ein paar Tage keine psychische Störung, aber es gibt diese psychische Störung die Depression heißt und mein Sohn wird jetzt dagegen behandelt, ich kam heute zu spät zur Arbeit, weil ich seine Sachen ins Klinikum brachte."
„Die Tatsache, dass Ihr Sohn psychisch krank ist“, schmunzelte die Russin, „macht Sie nicht zu einem Experten in dieser Angelegenheit. Vielleicht sind Sie ein Arzt? Nein? Jetzt sehen wir uns die Definition des Begriffes Depression auf Wikipedia an.“ Die Mutter öffnete auch Wikipedia auf ihrem Smartphone. In der ersten Zeile stand – „Depression ist eine psychische Störung...“, und man konnte auf die Definition von „psychische Störung“ klicken, und es gab Erklärungen zu solchen Krankheiten. Aber die Russin warf das Telefon weg auf den Tisch und begann plötzlich, die Frau zu verfluchen. Aber die Mitarbeiterin war nicht verärgert und fühlte keinen Triumph. Sie dachte an ihren Sohn und wie oft er weinte, als ihm vorgeworfen wurde, er sei nur ein fauler Mensch und kein Mann, der ... ein echter Mann sein könnte.

4*Anfälle**

A) nicht fesseln bis…

Im Esszimmer der Geschlossenen an einem kleinen Tisch saßen zwei Personen nebeneinander: Lars und ein Mann mit Panikattacken. Sie waren die einzigen mit mehr oder weniger gesundem Menschenverstand und sie hatten Angst vor den anderen - Psychotikern in der manischen Phase.

Gestern kam es, wie alle zwei oder drei Tage, zu einem weiteren Ausbruch einer Psychose. Das schöne Mädchen hat es nicht bis zu der Nachtruhe geschafft zu telefonieren. Sie war im Bad, als das Stationstelefon klingelte. Sie hörte es. Keiner ging ran. Das Telefon haben nur Patienten bedient und das Personal hat es nie angefasst. Ab 20:00 Uhr durfte man auch niemanden anrufen. Das Telefonieren mit Ihren eigenen Mobiltelefonen war erst nach der manischen Phase gestattet. Nur diejenigen Patienten, die auf das große Klinikgelände durften, bekamen ihre Geräte. Die junge Frau hatte keine Zeit mehr zum Telefonieren und fing an zu schreien und Plastikbecher um sich rum zu werfen. Im Fernsehzimmer schlossen die Patienten die Tür und machten den Fernseher lauter. Das medizinische

Personal schloss sich hinter dem Glas ihres Stationsbereiches zu und beobachtete. Die junge Frau kehrte mit farbigen Aufklebern aus ihrem Zimmer zurück, ohne aufzuhören zu schreien und irgendwelche Rechte zu verteidigen, welche ihr da zu sein schienen. Sie klebte eine Sonne aus den Stickern auf das Glas des Schwesternzimmers, erinnerte sich sogleich an ein Kinderlied und begann es zu singen. Dann nahm sie einen Stift, schrieb den Text des ersten Verses und klebte ihn mit Aufklebern auf das Glas, hinter dem das medizinische Personal saß.

Eine Frau aus dem Fernsehzimmer musste dringend auf die Toilette. Es war nur durch den „Aufspielplatz“ der irren Patienten möglich. Das Blatt mit dem Liedtext fiel ihr direkt unter die Füße. Die Frau las die erste Zeile und fing an, in das Glas zu schreien, dass sie Russisch kann, und auf dem Blatt steht, dass diese irre russische Patientin Stimmen hört.

Schwestern hinter dem Glas riefen den Dienstarzt sofort an. Die Russin wurde nicht gefasst oder gefesselt, weil sie keine Menschen angriff. Die Abendmedikation wirkte trotz des Zustands noch fünf Minuten vor der Ankunft des diensthabenden Arztes.

Ein Blatt mit den Texten des Liedes „Prekrasnoye dalyoko“ wurde in die Krankenakte aufgenommen.

B) Und wie war dein Anfall so?

Heute, in der Mittagspause, verstand sie nicht, warum niemand mit ihr am selben Tisch saß. Jeder der im Esszimmer sitzenden Psychotiker hatte solche Ausbrüche, aber keiner von ihnen hielt ihren Ausbruch für irgendwie gerechtfertigt.

Lars erinnerte sich auch nicht daran, wie er während seiner manischen Phase hier lag. Jetzt kämpfte er nur mit dem zweiten Stadium der Krankheit - mit schwerer Depression. Lars und der Zweite sprachen über ihre Beschwerden, wie es auf Station immer der Fall war. Die folgende Passage wird ein Monolog sein.

C) Panikattacken

Ich weiß nicht warum, aber ich hatte Angst. Ich hatte Angst auszugehen, Leute zu sehen. Bei der Arbeit hörte ich auf, E-Mails zu lesen, ich hatte Angst, dass es eine Lebensgefahr dadurch geben würde, dass sicherlich schreckliche Neuigkeiten kommen würden. Ich konnte keinen Laden betreten. Das ist schrecklich! Es gibt dort viele Menschen, dort kann alles passieren. Ich bin früher in die Läden gegangen, ja! Und all diese Leute - Mama, Papa, Freunde, sie sagten, „Was hast du? Ängste müssen bekämpft werden! Sag mal, warum bist du so, mein Freund! Mach Yoga, es wird dir definitiv helfen auf die richtigen Gedanken zu kommen. Es hat mir geholfen, ich habe auch viel abgenommen. Komm am Donnerstag mit!"

Und ich kann nicht zum Yoga gehen, Leute sind dort, ein Albtraum kann passieren! Ich ging damit zum Therapeuten. Sie sagten: „Warum?" Ich wurde von der Arbeit entlassen, ich habe meine eigenen Pflichten nicht erfüllte - E-Mails zu lesen und diese zu beantworten. Nach einem Monat Arbeit mit dem Therapeuten verließ ich erst das Haus und ging unter strenger Aufsicht zu örtlichen Kleinläden, dann zu privaten kleinen Supermärkten, aber vor dem riesigen Kaufland brach ich zusammen. Der Therapeut riet mir, unter täglicher Aufsicht hierher zu gehen.

Warum ist es so schwer in Deutschland entweder einen Psychologen oder einen Therapeuten zu finden, der sich umfassend mit dem Klienten befasst? Wartest du auch zwei Monate in der Schlange, bis ein Spezialist einmal in anderthalb Wochen mit Ihnen 45 Minuten spricht? Ich habe gehört, dass dies in anderen Ländern nicht einmal die Versicherung abdeckt, aber darum geht es jetzt nicht. Wo ist der Punkt? Lars, ich sitze mit dir in einer Geschlossenen und bin froh, dass ich geschützt bin. Aber was wird in der Offenen passieren? Was passiert nach der Entlassung? Es wird notwendig sein, sich zuerst für Sozialhilfe anzumelden, aber was dann? Und sie verstehen immer noch nicht, was mit mir los ist. Stress, sagen sie. Oh, guck, Süßigkeiten kommen. Und der Kaffee. Magst du auch?

D) Borderline

Johanna bemerkte sofort einen großen langhaarigen Mann, der mit einem kleinen Koffer die Geschlossene betrat. Der Mann lächelte und scherzte sogar mit einer Krankenschwester. Er war verdammt hübsch, also vergaß die Patientin schnell, wo sie ist und begann ihn zu beobachten und zu versuchen ihn bei Gelegenheit anzusprechen.

Beobachtungen führten Johanna zu folgenden Schlussfolgerungen:

1) Sören ist kontaktfreudig und nett

2) Sören spielt Gitarre

3) Sören liebt frische Luft

4) Sören nimmt überhaupt keine Medikamente

Irgendwann bemerkte Johanna, dass Sören sich von ihr fernhielt. Sie entschied, dass sie einfach zu aktiv in der Kommunikation war und erschreckte ihn damit. Das ist ihr schon oft passiert. Sie war damit sehr unglücklich. Am nächsten Morgen beschlossen die Ärzte, sie auf eine offene Station zu verlegen.

Zwei Wochen später wurde Catherine in dieselbe Abteilung verlegt. Catherine teilte die folgenden Beobachtungen Johanna mit: Sören war ein ganz normaler Typ und sie redeten viel und er sagte, dass er diesmal freiwillig gekommen sei. Davor aber wurde er nach mehreren Selbstmordversuchen gebracht. Seine Freundin, mit der sie drei Jahre zusammenlebten, beschloss, ihn wegen eines Missverständnisses und mangelnder Harmonie im Zusammenleben zu verlassen. Sören litt wahnsinnig darunter und entschied, dass es ohne diese Frau kein Leben für ihn geben würde.

Eines Tages fand seine Ehemalige heraus, dass Sören jetzt im Klinikum war und kam zu ihm, um mit ihm zu sprechen. Das Gespräch lief schief und nachts pumpten die Ärzte den Kerl zum Leben wenigstens eines weiteren Versuch sich zu erwürgen.

In der Zwischenzeit wurde es sonnig und Sören und Catherine durften in den Hinterhof. Dann sah Catherine seine Arme ohne lange Ärmel, die völlig von horizontalen Linien nach oben durchzogen waren, sowohl geheilte als auch neue. Beide Arme waren völlig in burgunderfarbenen Narben und weißen Überresten, höchstwahrscheinlich von vor vielen Jahren.

Die Ehemalige kam nicht mehr zu Sören. Catherine traf ihn zufällig zwei Jahre später im Zentrum von Halle. Er hat sie nicht bemerkt, weil er seinem Begleiter mit einem breiten Lächeln etwas erklärte; und obwohl es heiß war, trug Sören ein langärmeliges Hemd.

E) Und nochmal Borderline

Wir sind schon seit drei Jahren zusammen. Bereiten uns auf die Hochzeit vor. Aber er demütigt mich. Er bezeichnet mich als ein blödes Weib, obwohl ich die beste Studentin in der Gruppe bin, obwohl ich alles tue, um geistig zu wachsen, eine gute Frau für ihn zu sein, ein guter Gesprächspartnerin.

Ich habe meine Jungfräulichkeit an ihn ihn verloren und all die Jahre keinen Orgasmus verspürt. Ganz am Anfang unserer Beziehung kroch er einfach mit seinen Fingern in meine Vagina. Er erklärte dies, indem er sagte, dass er somit, wie alle anderen Männer auch, ein Mädchen zu dem seinen macht. Ich habe ihm blind geglaubt.

Er hat mich jedes Mal genommen, wenn er wollte. Ohne jegliches Vorspiel bog er mich mit Gewalt zur Hälfte wie ein Buch und führte „ihn“ dort in mich ein, wo es für ihn gerade für lustig war, und schlug dabei mit großer Kraft auf meinen Körper. Es war jedes Mal ein schrecklicher Schmerz. Jedes Mal habe ich versucht, dies zu vermeiden, aber es ist mir nicht oft gelungen.

Ihr könnt mich als dumm bezeichnen, aber es war meine erste Beziehung und ich war mir sicher, dass es so in jeder Beziehung war. Und er erklärte es mir so, als wir von unseren Freunden kamen und ich sah, wie sich andere Paare verhielten.

Ich wollte eine gute Familie, Kinder, die wir in geistlich-katholischen Traditionen erziehen würden.

Ich fühlte mich geistig am Boden. Er weigerte sich, mit mir wider über dieses Thema zu sprechen, vermied es.

Einmal nach dem „Sex“ wusch ich mich unter der Dusche und schnitt mich ein wenig mit einem Rasierer. Das Blut kam heraus. Ich schnitt wieder meine Haut und das Blut faszinierte mich.

Ich rannte in die Küche, um ein Messer zu holen, das Leszek am Morgen geschärft hat, und kam zurück. Ich schloss das Badezimmer.

Ein Schnitt nach dem anderen machte den Blutfluss so richtig geil.

Ich fing an, in beiden Oberschenkeln in einer gleichmäßigen Mengen ca. einem Zentimeter tiefe Schnitte zu machen. Wie ein Film drehte sich in meinem Kopf - morgen wird Leszek mich ficken wollen, er wird die Schnittwunden sehen und verstehen, wie sehr es mir weh tut, dass wir viel reden müssen und alles gerade biegen werden.

Morgen mache ich noch ein paar frische Schnitte. Und übermorgen, wenn er mich nicht so schnell nehmen wollen wird.

...

Zwei Tage später wollte er mich endlich ficken. Ich spreizte meine Beine ... er legte aber plötzlich sofort los. Am nächsten Tag wollte er mich wieder. Das Blut war immer noch nicht Mal trocken, aber er hat mich gefickt.

Ich sammelte meine Kraft und fragte ihn später:

"Du hast doch diese Schnittwunden gesehen. Wunderst du dich nicht, warum sie hier sind?“

„Ja, ich habe sie gesehen. Aber wenn ich mit dir darüber anfange zu sprechen, wirst du es weiter tun.“

F) Diese Brücke da

Der völlig grau-unsichtbare Mann hatte einen halb verbeugten Körper und schob immer einen Rollwagen vor sich, auf den er sich immer stützen konnte.

Es war mir absolut egal, warum er in der Geschlossenen war, wollte mich um mich selbst kümmern. Außerdem hatte ich für Gespräche schon den Werner. Einmal, als wir nicht unter der Kirsche, sondern im Häuschen während eines Regens rauchten, setzte sich dieser Mann zu uns und begann mit Werner zu plaudern. Sie kannten sich bereits ein paar Tage.

Der Mann erzählte eine seiner Liebeserinnerungen:

- Ich habe in Merseburg die deutsche Literaturgeschichte unterrichtet und von Halle aus jeden Tag hin und her gefahren. Es stellte sich heraus, dass ich immer mit derselben Studentin im Zug unterwegs war. Sie war wahnsinnig schön und, natürlich, sehr attraktiv. Es stellte sich auch noch heraus, dass sie lange davon geträumt hatte, Klavier spielen zu lernen, und natürlich bot ich ihr meine Hilfe an. Es war nichts zwischen uns. Nur dienstags und donnerstags, während meine Frau arbeitete, brachte ich ihr das Instrumentenspiel bei. Aber einmal kam meine Frau früher und machte einen großen Skandal. Als ich das Mädchen herausbegleitet hatte, begann ich zu erklären, dass es nichts weiter außer des Musikunterrichtes gab. Meine Frau senkte ihren Ton und sagte nur:

„Sie entspricht voll und ganz Ihrem Geschmack, hältst du mich für dumm?“

Natürlich hatte sie Recht, aber ich bestritt alles so gut ich konnte.

Und so kam es, dass wir drei zusammen täglich zu rauchen begannen.

Einmal wurde Werner zurück auf Station gerufen, um mit dem Arzt zu sprechen, und ich blieb mit Herrn Pichling im Hinterhof. Er bat mich, sich eine Zigarette anzuzünden, weil er selbst den hängenden Feuerzünder nicht greifen konnte – zu hoch. Ich habe ihm geholfen. Als er mir eine brennende Zigarette aus den Händen nahm, sagte er:

„Das, Victoria, ist jetzt so, als würden wir uns küssen."

Ich schwieg und nach einer Minute später beschloss ich, an der Tür zu klingeln, damit das medizinische Personal mich hereinließ. Die Tür öffnete sich nicht. Anscheinend waren alle beschäftigt oder etwas ist in der Abteilung passiert.

Der Mann mit einem Rollwagen fuhr auf mich zu.

„Schon geöffnet?“

„Nein", hauchte ich.

„Du fragst dich wahrscheinlich, warum eines meiner Beine kürzer als das andere ist und warum ich immer den Rollator habe.“ Und er fuhr sofort fort, ohne auf eine Antwort zu warten: „Siehst du diese Brücke? Dies ist das letzte Mal, dass ich auf die offene Station ging. Ich habe meine Pläne vor den Ärzten verschwiegen. Ich verließ die

Klinik, stand in der Mitte der Brücke und zielte direkt auf die elektrischen Leitungen für die Züge. Aber ich hatte kein Glück, ich bin direkt auf den Zug gefallen und nur die Wirbelsäule wurde verletzt. So war es. Züge fuhren nicht mehr, die Polizei ... Und dann wieder hier. Sie haben mich gefesselt, ich war so frech gegenüber den Ärzten ..."

Die Tür öffnete sich. Ich nickte dem Sprecher zu und ging in den Raum.

Beim Abendessen sprachen Werner und ich über Selbstmord. Wir wurden nie ins Klinikum wegen eines Selbstmordes gebracht.

„Weißt du, Werner, und es gibt Leute, die gerettet wurden. Und jetzt ist es mir nicht klar, wie es am besten gehandhabt werden muss. Hier sprang Herr Pichling von der Brücke und jetzt ist er sein ganzes Leben auf diesen speziellen Rollator angewiesen."

Werner war furchtbar überrascht und sagte:

„Was? Aber Pichling hat mir gesagt, dass er im Badezimmer gerutscht ist und dabei auf den Rücken gefallen!"

5*** Selbstentlassung gegen ärztlichen Rats oder Spaziergänge auf dem Klinikgelände

A) Polizeianzeige gegen eines Arztes

Die Krankenschwester öffnete die Tür zur Geschlossenen. Das Mädchen ging mit einer Tasche herein und schaute ins Esszimmer. Sie ging weiter in den Raum hinter das Glas. Im Speisesaal hörten wir ein lautes Flüstern. Jemand erfuhr, dass dieses Mädchen sich selbst aus dem Krankenhaus entlassen hatte. Leider sind die deutschen Gesetze sehr streng und kein Patient kann unabhängig von seiner Krankheit zwangsweise in einer medizinischen Einrichtung festgehalten werden. Dieses Mädchen entließ sich, nach den Gerüchten der Gespräche des Personals, die während der Raucherpausen im Hof zu hören waren, in der akuten Phase ihrer Psychose. Sie halluzinierte vor zwei Wochen, dass die Ärzte ihr bei der ersten Episode ihrer Manie ein Medikament gaben, durch das sie ihr Kind während einer Schwangerschaft verlor. Sie entließ sich und rannte zur Polizei - sie zeigte diesen Arzt an. Und jetzt kommt sie zurück.

Ich muss sagen, viele Menschen, die sogar keine Patienten waren, glaubten ihr. Und alle Psychotiker und Menschen mit Depressionen sowie Alkoholiker und Drogenabhängige. Und natürlich glaubte ihr die Polizistin. Das Protokoll wurde erstellt und die Polizistin hatte Mitleid mit ihr. Victoria befand sich zu dieser Zeit in einer sehr schwierigen Situation und sie erfand die Situation nicht. Sie erinnerte sich auf bis auf die letzte Sekunde an alles, an diese Ereignisse. Der einzige Unterschied war, dass das Gehirn in einem solchen erkrankten Zustand auch solche Halluzinationen hervorruft. Hier gab es einen Ort, an dem künstliches Erinnerungen vom Gehirn als Wahrheit erarbeitet wurden. Im Gegensatz zu anderen Patienten, sprach Victoria in einer akuten Phase mit logisch aufgebauten Sätzen, die in einer logisch aufgebauten Geschichte zusammentrafen.

Victoria wusste nicht, dass die ganze Geschlossene nur wartete und schmunzelte bei ihrer Rückkehr.

Eine Woche nach Victorias Umsiedlung durfte sie auf dem Klinikgelände spazieren gehen. Ja, und ihr Smartphone wurde ihr endlich ausgegeben. Am Anfang musste sie nach einer Woche Ruhe schnell auf alle Nachrichten reagieren und zurückrufen. Zwei Tage später normalisierte sich alles wieder und es schrieb niemand. Niemand bat um Rückruf.

Die lange Phase „WAS JETZT? Wo soll ich anfangen, wo soll ich enden? Wie schreibe ich Hausarbeiten, wenn ich nicht bei den Seminaren war?“ Wie könnte Sie das BAföG-Amt erneut davon überzeugen, dass es gerechtfertigt ist, die Zahlungen zum dritten Mal zu verlängern, obwohl sie die letzten drei Monaten nichts für das Studium gemacht hatte. Die Krankenschwestern sagten nur, dass Victoria sich entspannen soll und darf nicht Mal davon träumen, den Bachelor-Abschluss bis Mitte des Winters zu bestehen. Victoria hatte keine Wahl, sonst würde es auch für BAföG ganz bestimmt nicht ausreichen und sie würde nur erzählen dürfen „Ich habe tatsächlich Mal an einer Universität studiert...", aber das würde genauso lächerlich klingen wie das von Emily-Sophie. Es wirkt nicht besonders stolz, denn man in Deutschland Student sein kann und sich dabei überhaupt nicht am Studium zu beteiligen. Man registriert sich zu Vorlesungen und Prüfungen und geht nicht hin, aber offiziell ist man ja ein Student.

Im Nachhinein muss ich sagen, dass Victoria ihren Bachelor-Abschluss gemacht hat, um dem BAföG-Amt gerecht zu werden, schloss sie 30 Leistungspunkten in einem Semester ab und schrieb noch dazu eine qualitätslose Bachelorarbeit, die eher einer wilden Sammlung von Zitaten ohne besonderen Plan und Bedeutung ähnelte. Sie könnte es vielleicht besser, aber es reichte nur für eine wirklich großzügige 3,8. Vielen Dank! Im Ernst, Frau Prof. Dr. M..

6**** Eltern werden?

A) Mein Kind ist Pflegekind anderer Menschen

Wieder rückblickend sollten wir über Spaziergänge im Klinikgelände sprechen. Victoria fragte sich immer, wie sich die andere Geschlossene von ihrer unterscheidet. Ist es wirklich nur ein Spiegelbild der anderen? Sie ging um den Zaun herum: die gleichen großen Schachfiguren, Bänke. Das sind nur Leute, die sie nicht kennt. Bei den Krankheitsepisoden kam Victoria immer auf dieselbe Station, in der sie jetzt auch ist.

Plötzlich kam Christine um die Ecke. Sie war bereits in der offenen Station und kämpfte mit dem zunehmenden Gewicht. Sie lief schnell viele Kreise auf dem Krankenhausgelände und lief nach dem Nachmittagskäffchen durch die Stadt. Gut gemacht, was!

Christine blieb stehen, als sie Victoria sah. Sie wusste nicht, dass Victoria sich entlassen hatte und dann zurückgekommen ist. Sie gratulierte zur Genesung und zur Erlaubnis aufs Klinikgelände und erzählte glücklich, dass ihre zehnjährige Tochter sie heute besucht.

Christine gebar ihre Tochter während einer starken manischen Phase. Ihr Freund war laut Jugendamt nicht in der Lage, das Kind zu pflegen, und musste guten Pflegeelternkandidaten alle Rechte übergeben. In Deutschland gibt es ja einen Unterschied zwischen Adoption und Pflegeelternschaft. Bei der Adoption kann das Kind im Prinzip nie mitbekommen, dass es nicht durch das Biologische mit den Eltern verbunden ist. Die Pflegeelternschaft ist komplizierter, aber jedoch noch sehr beliebt, was den Deutschen eine große Ehre macht. Eltern wie Christine, die ihre Kinder lieben, sich aber aus objektiven Gründen nicht um sie kümmern können, können ihr Kind somit bei ihren Erziehungsberechtigten besuchen. Ein Kind wächst mit dieser Tatsache auf, dass sowohl seine Erziehungsberechtigten als auch seine Eltern ihn lieben und es welche Probleme gibt, die es nicht ermöglichen, mit den leiblichen Eltern zusammenzuleben. Diese Eltern können Menschen mit unterschiedlichen Einschränkungen sein. Psychose ist eine von denen.

B) Kinder bekommen? Oder besser nicht? Christines Monolog

Ich werde ein zweites Kind von meinem Freund auf die Welt bringen, wenn ich wieder völlig gesund bin. Kinder sind doch wundervoll! Ich liebe meine Tochter so wahnsinnig und ich möchte nicht einmal daran denken, dass sie abgetrieben haben könnte. Ich bin ihren Erziehungsberechtigten sehr dankbar, wir haben eine wundervolle Beziehung, sogar eine vertrauliche. Ich weiß, das ist normalerweise nicht immer der Fall. Man erzählte mir hier alle Risiken hier auf Station, als ich schwanger wurde. Aber wir haben vielleicht Glück. Und die Wahrscheinlichkeit, dass die Tochter meine Schizophrenie erbt, beträgt nur 30 %. Und auch so gedacht, du und ich leben mit der Psychose und wir leben die meiste Zeit normal. Ich habe auch drei Jahre an der Universität studiert. Dann hat es sich einfach alles angehäuft ...

Kinder – die sind großartig. Denk nach! Auch du wirst einen jungen Mann treffen, du wirst ihn lieben. Was könnte schöner sein als eine erwiderte Liebe? Natürlich ein geliebtes Kind.

<u>C) Kinder zeugen oder nicht. Viktorias Monolog</u>

Ich werde keine Kinder gebären, weil ich weiß, was es ist, wenn man ein Werwolf ist. Wenn man aufwacht und einem klar wird, dass nicht er mit seinem Körper, mit seinen Augen, seinen Gefühlen gehandelt hat, sondern es war etwas Hysterisches, Schlafloses und dabei Kräftiges. Ich bin die Erste mit dieser Krankheit in unserem Familienstammbaum. Und wir kennen unseren langen Stammbaum bis zur achten Generation. Mein Psychologe und Psychiater sagten, dass bei einem gesunden Ehemann die Wahrscheinlichkeit, das Gen für die Psychose zu vererben 30% beträgt. Dreißig Prozent verdammt! Ich werfe dir nichts vor, Christine, aber ich halte es nicht einmal für moralisch giut, ein Kind zur Welt zu bringen. Und ich werde kein Kind zur Adoption nehmen. Erziehen in der manischen Phase! Ich wünsche meinem Kind, genauso wie Niemandem keine 30% dieser verfickten Wahrscheinlichkeit einer Psychose. Und wenn sie nicht zu dem Sohn oder der Tochter übergeht, kann sie mit der gleichen Wahrscheinlichkeit zum Enkel gehen.

Ich möchte nicht, genauso wie keine Mutter durch die Stadt rennen, um ein Kind zu suchen, das ich selbst versehentlich durch eine krankheitsbedingte fixe Idee in Gefahr gebracht habe. Und Adoption ... jederzeit kann ich für 3 bis 4 Monate von einem Klinikum eingewiesen werden. Oder noch schlimmer, ich werde das Kind für eine durch den Wald schicken um etwas, was mir die Krankheit gerade diktiert, zu holen ... es kann alles passieren. Nein, unter meiner Erziehung wird kein einziges Kind aufwachsen.

Und noch: ich kann nur wegen Lithium ein echter Mensch sein und kein fetter Zombie, aber er ist nicht mit der Schwangerschaft vereinbar und muss im Voraus auf Orfiril oder ... Zyprexa zwei Jahre lang umgesetzt werden. Das werde ich dem Arschloch nie verzeihen.

D) Könnte ich meinen Säugling sehen?

Anne wurde 22 Jahre alt. Die Krankheit trat während der Schwangerschaft auf. Sie wollte im Klinikum keine Verwandten, außer ihrer Cousine, sehen. Anne rief sie tagelang an, dann auch nächtelang und sprach darüber, wie sie „von denen da oben“ beobachtet wurde.

Bereits in den letzten Monaten ihrer Schwangerschaft waren Dokumente für die Vormundschaft des Kindes durch eine anständige Familie aus einer Nachbarstadt bereitgestellt. Diese anständige Familie mit zwei eigenen Kindern war bereit, ihr Mädchen großzuziehen und sie mit deren problematischer Mutter in Kontakt sein zu lassen.

Das Mädchen wurde zu Beginn des neunten Monats geboren. Anne hatte keine Milch und wurde sofort in eine psychiatrische Klinik zurückgeschickt. Zahlreiche

Wutanfälle des Mädchens durchbrachen kein medizinisches Personal. Sie nahm immer noch Medikamente, sodass starke Beruhigungsmittel endlich angeschlagen haben und sie sich bereits am vierten Tag wie in der Zeitlupe im Film bewegte. Nur in diesem Zustand konnten Ärzte mit ihr sprechen und ihr Recht erklären, dass sie das Kind sehen wird, und, dass sie sich nur von der Krankheit erholen muss und alles in Ordnung sein wird. Die Oberärztin stimmte sogar zu, als sie die Tendenz sah, dass Anne sich benimmt, dass das Kind an dem Tag, an dem ihr Kind vom Krankenhaus nach Hause der Erziehungsberechtigten gebracht wird, es für eine halbe Stunde in die psychiatrische Klinik kommt und Anne unter Aufsicht des Personals einen Kurztermin mit ihrer Tochter hat.

Aber leider ging etwas schief und der fröhlichen, schön gekleideten Anne musste mitgeteilt werden, dass sie das Kind an diesem Tag nicht sehen wird, sondern erst, wenn sie gesund wird.

Alle vorherigen medizinischen Behandlungen bis zu diesem Tag sind verloren worden, an diesem Tag kämpfte ihre ganze Kraft. Anne, die sich für gesund hält, warf Stühle um sich, schrie und verfluchte die Ärzte.

Dann, am dritten Tag, wurde sie plötzlich ruhig und adäquat. Sie terrorisierte die Verwandte immer noch mit Anrufen und paranoiden Geschichten zu jeder Tageszeit, aber etwas änderte sich.

Krankenschwestern, Krankenpfleger und Ärzte, die die Verbesserung von Annas Zustand beobachteten, ließen sie nach kürzerer Zeit zum ersten Mal auf das Klinikgelände und ließen sie dann eine Stunde lang dort bleiben.

Anne kehrte auch nicht zum Abendessen zurück. Sie wurde in einem Zug gesehen, der in eine benachbarte Stadt fuhr. Sie erzählte den anderen Fahrgästen eine Geschichte darüber, wie Ärzte sich verschworen hatten, ihr Kind fremden Menschen gaben, und sie muss Tochter finden. Auch der Schaffner konnte ihr nichts, weil sie kein Ticket hatte.

Von einer Telefonzelle aus rief Anne ihre Vertrauensverwandte an und bat sie, ihr bei der Suche nach ihrer Tochter zu helfen. Elisabeth musste von einem wichtigen Arbeitstermin wegfliehen, um dahin zu kommen und den Krankenwagen zu rufen.

Entflohene Patienten werden nie gesucht, weil es gegen den die ärztliche Schweigepflicht ist.

Zurück in die Klinik, aus der Anne entkommen war, wurde sie nicht mehr aufgenommen.

E) Meine Tochter bekam eine Psychose

In unserer Familie gab es noch keine Menschen mit psychischen Erkrankungen. Ich weiß das mit Sicherheit, denn wir gehen sehr pflegsam mit unserem Familienstammbaum um und kennen seit jeher unsere Geschichte.

Als mich dann 2011 meine Tochter nachts anrief und mich zu ihr zu kommen bat, weil sie angeblich beobachtet wurde, riet ich ihr, die Wohnungstür zuzuschließen und einen Kamillentee zu trinken. Ich habe ihre Hysterie nicht verstanden, dachte sie ist wie immer – eine fantasievolle Träumerin. Mein Mann hat geschlafen, er musste zu früh zur Arbeit, ich auch. Wir lebten in verschiedenen Städten, sie begann in einer größeren Stadt zu studieren. Wir waren 40 Kilometer von ihr entfernt.

Über das Wochenende kam sie zu uns. Sie sagte erneut, dass sie beobachtet wurde, dass ihre Nachbarn von den Sonderdiensten stammten, und, dass ihre unglückliche

Liebe zu ihr nach Hause kam und begann, sie mit Polizei zu bedrohen. Er sagte, sie habe jemanden angeheuert, um ihn zu schlagen.

Sie begann schreckliche Dinge über ihren besten Freund zu sagen, dass er mit Freunden das Ganze arrangiert hatte, um diesen Mann anzugreifen.

Natürlich glaubten wir ihr nicht und begannen, all die Dummheit eines solchen Denkens zu erklären. Dies führte sie zu Hysterie, sie schloss sich im Zimmer, setzte sich unter die Heizung und schluchzte. Als mein Mann versuchte, den Raum zu betreten, um normal zu sprechen, schrie sie mit jedem Schritt, den er in ihre Richtung unternahm, lauter als ein wildes Tier und vertrieb ihn somit.

Nachts verließ sie den Raum und sagte, dass sie am Montag mit mir zu einem Psychologen gehen wird und eine Woche bei uns bleiben würde. Sie beschloss das Treffen mit ihren Freunden nächste Woche abzusagen, aber einer von ihnen erinnerte sie daran, dass sie sie nie mehr ihrem Studium folgen zu schaffen würde, wenn sie bestimmte Seminare jetzt verpassen würde. Dies überzeugte meine Tochter und sie beschloss, in die Stadt zurückzukehren, in der sie lebte und studierte, und herauszufinden, wohin ein Psychologe sie bringen könnte sowie welche es gibt. Am Sonntagabend fuhr sie nach Hause.

Ich habe sie am Mittwochnachmittag angerufen. Es gab keine Wartetöne, sie nahm sofort den Hörer ab, aber sie schien nicht mit mir zu sprechen: „Willst du sehen, wie mein Herz schlägt? Ich werde es jetzt ausschneiden und sehen!" Ich fragte, was sie da sagt, und sie war sehr überrascht, dass ich mit ihr sprach.

Ich verstand nicht, was los war und bat meine andere Tochter, sie zu kontaktieren. Nach einer halben Stunde sagte die älteste Tochter, dass wir dringend kommen müssten, dass Valentina verrückt geworden sei. Wir sind über alle möglichen Geschwindigkeitsordnungen gefahren. Wir hatten einen Schlüssel. Als wir die Tür zur Wohnung öffneten, saß sie auf dem Fensterbrett. Sie war froh uns zu sehen. In kürzester Zeit verlor sie deutlich an Gewicht.

Mein Mann sagte, dass sie zu uns kommen würde. Das nahm sie pflichtbewusst und begann ihre Tasche zu packen. Zu dieser Zeit fing mein Mann an, alle Tees in

Regalen zu schnüffeln und zu fragen, ob sie Drogen nahm, was sie stolz bestritt. Unsere Hände zitterten, als sie anfing, zusammenhanglos, laut und selbstbewusst zu sprechen. Die Bedeutung ihrer kurzen Reden war nicht möglich um Überblick zu behalten. Wir wollten sie so schnell wie möglich zu uns nach Hause bringen, aber sie packte langsamer und langsamer und beschloss noch duschen zu gehen, wovon wir sie nicht abbringen konnten.

Sie stieg neben meinem Mann ins Auto und ich habe keine Ahnung, wie er das Auto länger als 40 Minuten fahren konnte. Die Tochter sagte, dass die Tochter von Julia Timoschenko und ihr Sohn Viktor Juschtschenko mit ihr an der theologischen Fakultät der Universität studieren, dass sie alle Hauptstars jeder Sphäre persönlich kennt und wir bald glücklich leben werden.

Als wir in unsere Wohnung gingen, begann sie mit erhobener Stimme mit unserem Kater zu sprechen. Sie versicherte uns, dass er die Reinkarnation Lenins ist und die Katze Mizzie unseres Freundes - die Stalins. Wir haben einen Krankenwagen gerufen. Sie hat sich geweigert, mit den Ärzten mitzugehen, sie sagte, dass sie viel Arbeit an der Universität hat und dass wir sie nicht lassen. Sie war hysterisch. Die Ärzte konnten sie ohne ihre Unterschrift nicht ins Krankenhaus bringen, aber einer der Rettungskräfte kam auf mich zu, drückte sein Beileid aus und riet mir, sie so bald wie möglich zur Behandlung in die Psychiatrie zu schicken.

Die Tochter unseres Freundes hatte psychische Probleme, ich hätte nie gedacht, dass das uns das passieren könnte. Wir haben sie angerufen und sie hat uns zugesichert, dass alles vergeht und dass sie wieder gesund wird.

Nachts schlief die Tochter nicht. Sie schaute aus den Fenstern und sagte, dass sie Überwachung gesehen habe. Dann sagte sie, dass sie Angst hatte, dass sie überall ausspioniert von einer anderen Frau wird, die sie loswerden will.

Sie rauchte die fünf Zigaretten meines Mannes in einer Stunde, obwohl sie überhaupt nicht raucht. Wir hatten sehr viel Angst, während wir auf den Morgen warteten.

Beim Arzttermin um 09:00 begann sie plötzlich laut zu singen, während sie zur Decke schaute: „In einem Raum mit weißer Decke, mit dem Recht zu hoffen, in einem Raum mit Blick auf die Lichter, mit Vertrauen in die Liebe." Sie schlug mit ihren Schuhabsätzen auf den

Boden. Ich war verwirrt, schockiert, ich wusste nicht, dass d ies passiert. Der Arzt sagte uns, dass unser Mädchen eine akute Psychose hat und dringend in der Klinik behandelt werden muss. Wir wurden auf eine psychiatrische Station gebracht. Der Chefarzt fragte beharrlich nach Psychosen in der Familie und bat ihre Tochter, ein Dokument zu unterschreiben, dass sie im Krankenhaus bleibt. Sie sagte, dass sie unterschreiben würde, da ihre Eltern beschlossen, sich in einer psychiatrischen Klinik zu verstecken, dann sei es dem so. Sie wird sonst niemandem vertrauen, dem sie auf dieser Welt je vertraut hat.

Wir versuchten sie vom Gegenteil zu überzeugen und dass wir sie nach Hause bringen könnten, aber sie fing an, uns anzuschreien und uns zu verjagen, was es in unsere Familie noch nie gab. Der Arzt kam auf uns zu und sagte, dass dies gut behandelt wird, Sie müssen nur geduldig sein.

F) Nochmal über Eltern und Pflegeeltern

Wir haben eine große Familie. Wir sind vier Kinder, Mama und Papa. Wir lieben es, Zeit mit der ganzen Familie zu verbringen. Wir haben einen kleinen Van, mit dem wir jeden Sommer zu unserem Platz an der Ostsee fahren.

Manchmal ging Monica mit uns mit. Monica ist eine sehr gute Frau, aber das Leben hat einen schrecklichen Witz mit ihr gespielt - einmal in ein paar Jahren bewegt sich etwas in ihr und sie muss für viele Monate in die Klinik. Deshalb kann sie meinen Pflegebruder Konstantin nicht selbst großziehen. Meine Eltern wurden seine offiziellen Pflegeeltern, als klar wurde, dass Monica chronisch krank war.

Wir verstehen vollkommen, um welche Art von Krankheit es sich handelt und wie sie in den Episoden auftritt, und wir pflegen die Beziehung zu Monica mit viel Verständnis.

Aber das kann nicht länger so gehen. Anders als die leibliche Mutter meiner Pflegeschwester Diana, die ihre Leidenschaft für Alkohol nicht im Griff hat und aktiv behandelt wird, kann Monica nichts heilen, und das Schlimmste ist, es ist unklar, wann die Episode ihrer paranoiden Schizophrenie beginnt. Vor vier Jahren, als Konstantin fünf Jahre alt war, haben wir ihn wie gewohnt am dritten Wochenende des Monats zu Monica gebracht. Wir wissen nicht, was dort passiert ist, aber mein Bruder kehrte sehr verdächtig leise zu uns zurück, am nächsten Tag sprach er auch nicht mit uns. Im Kindergarten wurde auch festgestellt, dass das Kind nicht mehr mit anderen Kindern spielte. Wir haben Monica angerufen, aber ihr Telefon war ausgeschaltet. Dann riefen wir ihren Sozialarbeiter an, der die meisten ihrer bürokratischen Angelegenheiten erledigte.

Herr Richter sagte, dass Monica vor einigen Tagen eine akute manische Phase durchlief. Er wurde von Monicas ehemaligem Lover, dem leiblichen Vater von Konstantin, Alkoholiker, angerufen. Er hat uns sehr gebeten, uns nichts zu erzählen, dass es bei Monica wieder begonnen hat, weil wir ihnen verbieten können, Konstantin zu sehen.

Wir haben davor nie mit Konstantins leiblichem Vater gesprochen. Warum entschied er, dass wir Monica jemals die Kommunikation mit ihrem Sohn nehmen würden? Es wurde erst klar, als meine Mutter Monica in der Klinik besuchte.

Anstelle der üblichen süßen Unterhaltung bewarf Monica meine Mutter mit allem zur Hand war und schrie, dass sie die besten Anwälte einstellen würde, dass sie Kontakte hat und, dass Konstantin bereits alles weiß und sich darauf vorbereitet, zu ihr zurückzukehren – zu seiner Mutter, die uns nicht mehr vertrauen kann. Und sie kann uns nicht vertrauen, weil wir Kinder auf den Krieg mit den Spaniern vorbereiten. Sie wird nicht zulassen, dass ihr Kind ausgenutzt wird.

Mama kam abends nach Hause und wir saßen alle zusammen am Tisch. Wir schufen es Konstantin erklären, dass eine leibliche Mutter manchmal Fantasien hat, dass sie in einer Märchenwelt lebt, wenn sie krank ist, und dass niemand einen Jungen auf etwas vorbereitet, außer auf den Eintritt in eine Grundschule.

Nachdem Monica sich einer Behandlung unterzogen hat, schämte sie sich schrecklich. Sie fiel vor uns auf die Knie und flehte um Entschuldigung. Damals haben wir die Sache noch unter den Tisch kehren können.

Heute bereiten wir einen Antrag auf offizielle Adoption von Konstantin und ein Verbot der Kommunikation mit Monica vor. Wir können so nicht mehr. Nach diesen kleineren und größeren Krankheitsepisoden hat sie dies aufgrund ihrer Krankheit natürlich wieder angefangen, Konstantin diese seltsame Geschichte über den Krieg mit den Spaniern erzählt und dass wir ihn nur als Kanonenfutter brauchen, dass wir jetzt nur nett zu ihm sind, um die Wachsamkeit zu wiegen.

Im Gegensatz zu anderen psychisch kranken Menschen, waren Monicas Wahnvorstellungen strukturiert und logisch aufgebaut.

Als sie einmal Konstantin am Sonntagabend nicht zu uns zurück brachte, dachten wir, es sei ein Stau und riefen sie nur eine Stunde nach der festgelegten Zeit an. Monica nahm den Hörer ab und rief:

„Vergiss uns! Ihr werdet uns nicht wiedersehen! Kämpfe mit anderen Soldaten!“

Noch am Freitag war alles gut. Monica war bescheiden und höflich.

Danach wie im Albtraum: Mama, Papa und wir rannten die ganze Nacht durch die Stadt und die Polizei schien nach „Warum geben Sie das Kind einer Schizophrenen?" auch nichts besonders aufnehmen zu wollen. Keine Maßnahmen schienen nicht ergriffen zu werden. Monica schaltete ihr Telefon aus.

Monicas ehemaliger Liebhaber hat uns selbst am nächsten Morgen angerufen. Es gelang ihm, Monica und Konstantin in sein Bastelhäuschen zu locken und dort die Sicherheit zu versprechen.

Wir sind dort angekommen. Konstantin schlief in einer Umarmung mit Monica. Als sie uns sah, sprang sie auf und fing an zu schreien, dass sie meinen Bruder nicht aufgeben wird und begann verschiedene Gegenstände auf uns zu werfen. Ihr ehemaliger Liebhaber rief die Polizei und den Krankenwagen.

Konstantin redete die ganze nächste Woche nicht, stand nicht auf und vermied den persönlichen Kontakt. Ich überstimmte ihn, wenigstens mit einem Kinderpsychologen zu kommunizieren. Nun ist bei ihm eine tiefe Depression diagnostiziert.

7*** Die Offene

A) Die Obdachlosen und die Sozialarbeiter

Die Diensthabenden in der Küche Patienten legten Brötchen, Würstchen, Aufstriche, Joghurt und einen schrecklich aussehenden Salat aus. Die Zeit näherte sich 18 Uhr und die Patienten der offenen Station kehrten zum Abendessen nach den Spaziergängen oder von einem Sozialarbeiter zurück. Sehr oft sind auf der offenen Station Patienten geblieben, die sich von der Krankheit komplett erholt haben, aber obdachlos waren. Einige davon hatten eine kriminelle Vergangenheit. Formal war es unmöglich, sie auf die Straße zu entlassen, also entlassen ohne Wohnanmeldung. Aber die einzige Sozialarbeiterin im gesamten Klinikum konnte mit einem solchen Patientenstrom nicht fertig werden. Einmal erzählte mir Frau Simon, sie, warum ihre Arbeit undankbar ist. Erst sucht sie eine Wohnung für den Obdachlosen. Es ist immer ein harter Kampf mit dem Vermieter, mit den Behörden. Dann bekommt man diese Wohnung, beantragt mit ihnen zusammen alle Sozialleistungen und…und dann kommen weitere Freunde des ehemaligen Obdachlosen zu Besuch. „Es beginnen, bestenfalls, Saufpartys. Medikamente werden nicht mehr ernst genommen, die Nachbarn beschweren sich mehrmals, der- oder diejenige fliegt raus und wird sehr bald wieder krank. Ich darf wieder Wohnung suchen und so im Kreis."

Christine nickte mit dem Kopf. Sie sah sehr oft auf der Straße eine Frau, die vor fünf Jahren mit ihr in derselben Klinik war, hinter einer Flasche billigen, aber starken Alkohols an einem Tisch und ein paar Bänken, als sie mit der Straßenbahn nach Hause fuhr. Einmal wartete sie eine Haltestelle davor auf die Straßenbahn und sah, wie diese Frau mit einem, auch höchstwahrscheinlich obdachlosen Mann, ging. Der Mann musste ungeduldig auf die Toilette und drehte sich zur Wand eines Restaurants, erledigte sein Vorhaben, nahm die Hand seiner Dame und ging zu dem Tisch, an dem die Saufkameraden auf sie warteten.

Aber Christine freute sich für diese Obdachlosen. Anscheinend waren sie ein glückliches Paar und verstanden sich perfekt.

B) Der Morgen

Trotz Allem ist eine offene Station eine schreckliche Rehabilitationsphase. In dieser Klinik hier, in der Geschlossenen, waren alle Patienten unabhängig von der

Diagnose zusammen, aber die offenen Stationen teilte man Patienten nach Krankheitsbild auf. Diese offenen Stationen waren ehemalige Villen, die nach großen Psychiatern benannt wurden. Wie alle anderen auch, nahm Villa Bleiler Psychotiker in die Arme, in der Villa Rayle beschäftigte man sich mit Abhängigkeiten und auf der Villa Pinel bekämpfte man die Reste von Panikattacken.

Alle zwei Tage kam nach dem Mittagessen ein Sporttherapeut auf die geschlossene Station bzw. am Morgen zum Frühsport, während die Patienten auf den offenen Stationen jeden Morgen um halb acht aufgeweckt wurden, um einen großen Kreis auf dem Klinikgelände zu bilden. Zum Aufwärmen musste jeder Patient eine kurze Übung vorzeigen, die jeder wiederholen musste. Nachdem jeder der Patienten dran war, was als Pflicht galt, gingen alle nacheinander zur Physiotherapie, das heißt, um mit sehr kaltem Wasser knietief in die "Mikwe" hereinzugehen. Wenn es im Sommer noch irgendwie ging, musste man im Winter alles, was störte ausziehen: Schuhe ausziehen, Socken ausziehen, dann in dieses „Schwimmbädchen“ gehen und dann raus. Und all dies noch vor dem Frühstück.

Für Psychotiker war es besonders schwierig, bei diesen Aktionen teilzunehmen. Die meisten modernen Neuroleptika gegen Psychosen verbieten es schon fast einer Person morgens aus dem Bett zu gehen. Und obwohl die Krankenschwestern über die Lautsprecheranlage schon oft schreien, es half nicht, auch wenn sie drohten, ins Zimmer zu kommen - der Patient wird nicht aufstehen. Aber er wird zum Frühstück aufstehen, weil der Wunsch, Fett aufzunehmen und immer mehr und mehr zu kauen, eher das einzige ist, was stärker ist als Schlaf.

Um die Patienten zu motivieren, erstellte das Pflegepersonal eine wöchentliche Liste von Therapien. Wenn der Patient zu Bewegung, Physiotherapie, Ergotherapie usw. kam, unterschrieb der Therapeut in der dazu gedachten Zeile. Ende der Woche übergab jeder Patient dieses Papier den Pflegern, welches auch der Oberarzt der Station zu sehen bekam.

C) Alex

Alex war eigentlich ziemlich süß. Höflich, lächelnd, hatte keine Komplexe wegen seiner zweihundert Kilo. Er war richtig groß. Er begann immer selbst das Gespräch. Aufgrund seiner Monologe überlegten Ärzte und

Krankenschwestern, wo es ihm besser gehen würde - auf einer geschlossenen Station oder wieder im Internat.

Letztes Jahr zog er von einem Internat zurück zu seiner Mutter, konnte aber nicht unter einer großen Anzahl von Fremden leben und fiel zurück in die Manie.

Er lebte jetzt mehr als sechs Monate in der Klinik - drei Monate in einer geschlossenen Abteilung, nun hier.

Es gelang ihm, gut gelaunt zu sein, obwohl er ständig darüber sprach, wie sich Menschen gegen ihn verschwören. Kristin glaubte ihm anfangs ernsthaft, als er sagte, dass die Ärzte ihm absichtlich maximales Zyprexa angeordnet haben, wissend, dass er so fett wird, weil er eine bestimmte Patientin mochte, damit er nicht zu ihr ging und damit es ja nicht zu einer Beziehung kommt. Dann erzählte er eine sehr recht verlässliche Geschichte darüber, wie sich in einem Internat alle gegen ihn zusammentaten und ohne Ende lästerten. Kristin bemerkte spätestens dann, dass es Alex schlechter ging, folgende Situation laut und mit großen Augen ausführte: wie er am Wochenende bei seiner Mutter war. Ein Nachbarskind sah ihn an und drehte sich um. Alex behauptete, der Nachbar – der Vater dieses Kindes - habe davor sein Kind angestiftet, damit er nicht mit Alex redet, weil Alex ja schizophren sei.

Dann begann Alex darüber zu spekulieren, was Christine so über ihn gedacht hat, nämlich dass sie ihn für Jungfrau hält, dass er wegen seines Gewichts nichts in dieser Sache kann. Dann verstand Kristin überhaupt nicht, warum Alex nicht in die Geschlossene zurückgebracht wurde, fragte aber nicht deswegen nach. Wenn man mit einer kranken Person streitet, spielt man im total gegen sich selbst. Man kann zustimmen, man kann zuhören und Fragen stellen, aber im „hart auf hart" können Sie eine Person nicht von etwas überzeugen. Viel Unglück damit!

D) Spaziergänge in der Stadt

Zwischen vier und sechs Uhr dürfen die Patienten von der offenen Station auch außerhalb des Klinikgeländes spazieren gehen. Dazu war es notwendig, die Zeit, wann man losgeht und zurückkommt in einem speziellen Tagebuch festzuhalten.

Diese Spaziergänge waren für viele eine große Qual. Normalerweise gehst du bewusst irgendwohin, das heißt, du hängst nicht zwei Stunden lang rum ohne Ziel. Dann bist du einmal in jedem Laden gewesen. Wenn du einen

Besucher bekommst, ist es noch ok. In der Offenen, auch wenn das paradox im Gespräch zur Geschlossenen klingen mag, fühlt man sich oft wie ein nutzloser Lappen. Und diese Villa, diese Leute darin, es ist alles für mindestens einen Monat oder mehrere Monate. Besucher, die auf die geschlossene Station kamen, sehen jetzt deine Verbesserungen und kommen entweder seltener oder gar nicht.

Worüber soll man reden? Alles ist bereits besprochen. Du hast nichts, du erkennst nur, dass du ein Werwolf bist. Und das Schlimmste ist, dass du der Werwolf bist, der sich bei der umgekehrten Umwandlung in eine menschliche Person dich an das gesamte Ausmaß der Psychose bedingten Handlungen von einem schrecklichen Etwas erinnerst, was all dein alles kontrolliert hat: Arme, Beine, Stimme. Und das viel mehr als ein- oder zweimal, weil Menschen oft auch in nur einer Episode ihrer Psychose und regelmäßiger Transformation haben – oft einmal alle paar Jahre.

8*** Die Liebe

A) Die Ursache

Es gibt kein genaues Rezept, wie man psychisch krank wird. Es stimmt, bei vielen Patienten sind dies immer noch die Gene. Gene sind eine sehr böse Sache. In Deutschland kann die Geburt bei Niemandem verboten werden. Dies wurde in einem vorigen Kapitel schon besprochen.

Es gibt auch so ein schönes Ding, man sagt „vorbestimmt" und „Veranlagung". Wie viele Menschen schieben darauf alles: die Tendenz, übergewichtig zu sein, die Tendenz, zwei Stunden lang auf der Toilette zu sitzen und die Zusammensetzung der Seife zu lesen. Such aus, was dir passt.

Stell dir nun folgende Situation vor: ein junger Mann lebt nicht in seiner Heimat, sondern in Deutschland. Und dort, in dieser Heimat, weit weg, lebt ein verliebtes Mädchen, das auf ihn wartet und manchmal zu Besuch kommt. Der junge Mann geht jedoch nicht davon aus, dass Masturbation ausreicht und sucht nach einem Lebewesen, um seinen Anhang in dieses reinzustopfen.

Gefunden! Kein Wort darüber, dass er in einer Beziehung ist, und natürlich, dass er noch ein paar andere, schöner Lebewesen fickt.

Romantik, Gedichte großer Dichter, Telefonate zur Nacht mit Gitarrenspiel und nun… rein und raus, wie geplant. Aber was ist, wenn dieses Lebewesen ihm plötzlich ohne Grund und Vorwarnung seine Liebe gesteht? In grober Form abschieben.

Tor!!!

Aber dann nimmt er es wieder auf. Nach einem Monat. Entscheidet für zwei einstimmig, was sie beide jetzt Freunde sind. Und dann, unmittelbar nach dieser Vereinbarung, nach sieben Stunden, für Anstand eines Gentlemans, vergewaltigt er das Lebewesen echt professionell, da an anderen Lebewesen bereits geübt, wenn das Subjekt zum Reinrausstecken es überhaupt nicht erwartet und versucht auszuweichen, so dass es mit blauen Flecken noch bekommt. Das Lebewesen ist ja selber schuld, sie haben schon paar Mal vorher gefickt. Also heißt es – es gibt ein unbegrenztes Abonnement.

Dann wundert er sich, dass das Lebewesen ihn nach paar Tagen anschreibt, um gefickt zu werden.

Warum? Weil es jetzt ein zweites „Toooor!“ ist - nach der Vergewaltigung versucht das Lebewesen sich etwas auszudenken, nur um nicht zu akzeptieren, dass es vergewaltigt wurde. Sie präsentiert ihrer Freundin bei der Ankunft in ihrer Stadt ihr T-Shirt voll vom übermäßigen Spermastrom und entwickelt sich eine Version, dass sie es angeblich selber wollte.

Um ihre Beziehung zu den Jungs zu kontrollieren, baut er wieder Romantik in die Gespräche ein. Er ruft am Morgen an, um zu sagen, wie die Sonne aufging, alles, um die Leine zu verkürzen. Aber was ist, wenn seine im Ausland wartende Freundin beschließt, ihn zu besuchen? Es ist „elementary, Watson“, wie immer einen Grund für einen Streit zu finden. Aber wenn die Stadt nicht die größte ist, kann das Lebewesen sehr bald von zufälligen Bekannten über die Existenz einer Freundin aus dem Ausland erfahren.

Und letztes Tor. Ende des Spiels! WOOHOOOO! Psychiatrie!

B) Zwei verliebte Psychos

Es ist an der Liebe an sich keine Schande. Menschen, die an Gott als Konglomerat alles Positiven und Guten glauben, sagen oft, dass Gott gleich Liebe ist. Was ist dann mit unerwiderter Liebe, die Menschen direkt zu vielen Sünden bringt?

Es ist nicht ungewöhnlich, dass Patienten, die zusammen auf einer geschlossenen Station sind, sich beim Frühstücksnachbarn endlich verstanden fühlen wie nie zuvor. Dann beginnen die Gespräche immer vertrauter zu werden und die gegenseitige Sympathie wächst über die Kommunikation über persönliche Dinge wächst. Die Suche nach Zweisamkeit beginnt. Auf den geschlossenen Stationen funktioniert dies nicht, nur ein Gast, und somit kein Patient, darf sich auf den zugeteilten Patientenzimmern befinden. Gemeinsames Flüstern im Raucherzimmer und auf dem Klinikgelände... und hier ist es!

Tanja und Lorenzo waren so ein Paar, dass sie sich auf dem Weg von 80 Meter von ihren Zimmern zur Küche zusammenfanden. Er war in einer schweren Depression und wurde nach einem erfolglosen Selbstmord von der Intensivstation gebracht. Tanja ritzte sich die Haut sich bei jeder Gelegenheit. Sie haben sich gegenseitig auf der Geschlossenen aus völliger Einsamkeit gefunden, im

Raucherraum und auf den Bänken. Sex ist in der Klinik, und insbesondere zwischen akut kranken Patienten, strengstens untersagt.

Er war 28, sie war 36. Sie unterstützten sich gegenseitig und verteidigten sich gegenseitig gegen Patienten in Anfällen. Sie kamen fast zeitgleich auf die offene Station. Sie nannten als Spitznamen „meine Rettung“ und lachten, dass sie beiden Psychos waren.

Eine Krankenschwester tratschte gerne, dass solche Paare nicht lange zusammenhalten. Ob es stimmt oder nicht, aus welchen Gründen sie es beschloss und welche Statistiken sie verwendete, wusste niemand. Aber ein halbes Jahr nach meiner Entlassung sah ich die Beiden auf gegenüberliegenden Straßenseiten in Richtung aufeinander zugehen sehen. Sie sahen einander und versteckten offensichtlich ihre Augen. Und dafür gab es eine logische Erklärung: Sie kehrten in eine gesunde Welt zurück und es wäre besser, den Grund für ihre so lange Abwesenheit in der gesunden Welt zu vergessen.

C) Die Liebe und das Personal

Auf der geschlossenen Station gibt es ein schönes Mädchen. Eine junge Krankenschwester. Schwester

Antonina ist Veganerin, besuchte eine zusätzliche Ausbildung als Psychiatriekrankenschwester und liebte ihre Arbeit sehr. Was auch immer die Kranken taten, sie blieb immer höflich und lächelte. Jeder Patient vertraute ihr, bei jeder Diagnose und zu jeder Phase.

Viele verliebten sich in sie. Nicht nur Kollegen und neue Bekannte verliebten sich in sie, sondern leider auch Patienten. Ein Mann, der dringend als US-Geheimagent in die Abteilung kam, flüsterte ihr ins Ohr, er würde sie retten, musste sie müssen nur heiraten. Schwester Antonina lachte als wäre es ein lustiger Witz, aber sie wusste genau: sie muss dringend mit dem Chefarzt sprechen. Viele Kraniche aus farbigem Papier mit der Schrift „für A." an den Flügeln, welche in einem Korb von der Ergotherapie lagen, waren auf der Innenseite voll mit Liebesversen beschrieben.

So ist ein Monat vergangen. Die vom Chefarzt verschriebenen Medikamente begannen zu wirken und bereits in der sechsten Woche war der ehemalige „Geheimagent" in die offene Station verlegt. In der siebten Woche begann dieser Mann, der jungen Krankenschwester auszuweichen, sobald er sie zur Arbeit gehend sah.

Ein Jahr später, als er sie zufällig an einer Bar traf, sah er kurz auf ihre Nase, sagte kurz „Guten Abend!“ und ging in die Richtung, in die er nicht plante zu gehen.

D) Connie Killian – Killian Connie

Constanze war unheimlich. Als eine hässliche kleine Frau mit kurzem Haarschnitt und altmodischer Brille sagte sie, dass sie 35 Persönlichkeiten in sich hat, die sich sehr oft abwechseln. Sie weigerte sich, Olanzapin einzunehmen, aber andere Medikamente halfen ihr einfach nicht. Umso länger dauerte ihre Genesung.

Keiner der Patienten wusste genau, ob sie die trotz ihrer manischen Phase die Wahrheit sagte, aber ihr Nachname war definitiv ein männlicher Name. An manchen Tagen stellte sie sich als Frau Connie Killian vor, an anderen – als einen Herr mit dem Namen Killian. Außerdem wusste niemand, ob es jemals in dieser Klinik wirklich ein Kissenzimmer zur Abregung gefährlicher Patienten gegeben hatte. Connie erzählte oft, sie habe viel Zeit dort verbracht und jetzt sei sie hier.

Jeder andere Patient hat leider immer das Recht, aus der Klinik sich selbst zu entlassen, auch wenn er in einem psychotischen Anfall war. So sind die Gesetze. Connie hatte ein solches Recht nicht. Dies bedeutete, dass sie für sich selbst gefährlich war.

Einmal nahm sie beim Pflegepersonal ein Rasiermesser für das Baden und rasierte sich die Hälfte der Kopfhaare ab.

Zwei Frauen besuchten Sie nachmittags sehr oft. Eine war ihre Ex-Freundin, die andere war ihre derzeitige Freundin.

Nachdem die letzte nach Hause ging, beschwerte sie sich beim Abendessen groß darüber, dass sie sie nicht einmal mit ihrer Hand befriedigen wollte.

Eines späten Abends holte Connie ein Feuerzeug heraus, das eine ihrer Freundinnen ohne Hintergedanken ausgeliehen hatte und zündete das Bett an, auf dem sie selbst saß.

9*** Gott

A) Die Zeichen vom Gott

Der unglücklichste Psycho ist meiner Meinung nach eine religiöse Person. Wenn ein gesunder Mensch in etwas Zeichen des Allmächtigen findet ist es angemessen, aber ein psychisch kranker - es kann ihn oder sie zu schlimmsten Dingen verleiten. Dann denkt ein Mensch während einer akuten Psychose, dass er direkt mit Gott kommuniziert. Die gleiche Verbindung gilt natürlich auch umgekehrt. Und das beeinflusst alle Entscheidungen und Handlungen.

Manfred beobachtete Schmetterlinge und er wusste mit Sicherheit, dass wenn einer von ihnen fliegt, dass dies definitiv ein Zeichen von Gott ist und er wusste sogar, was dieses Zeichen bedeutet. Wenn er sich im Hof eine teure Zigarre anzündete und einen Schmetterling sah, bedeutete dies absolute Zustimmung oder umgekehrt eine Warnung. Manfred wusste immer, was es war.

So gebildet und höflich er war, er beraubte Banken während er im Ruhestand war sund war sehr stolz darauf. Sein Schema war gut durchdacht, aber angesichts der alten chronischen Krankheit, die ihn wieder angegriffen hatte schizoaffektive Störung mit einer gleichmäßig starken manischen und depressiven Phase, musste er sich aus beiden polaren Phasen schlagen. Nachdem er die Medikamente abgelehnt hatte, ging gemäß dem Plan Behandlungsplan alles schief.

Als sein Plan durchdacht war und alles nach Plan lief, brach er emotional zusammen, weil seine, auch psychisch kranke Schwester, vor den Zug sprang und starb. Manfred wusste nicht, von wo die Psychose bei beiden vererbt werden konnte. So begann er seine Bankräubergeschichte, was ihn den Ehrgeiz und Adrenalin gab, dass er den Tod seiner Schwester verkraften konnte. Er vervielfachte Bankenkonten und nahm immer mehr Kredite, indem er das abgezogene Geld an einem abgelegenen Ort versteckte, um es nach dem Tod an seinen Sohn zu übergeben. Der Sohn musste sich laut Plan weigern, in die gesetzliche Erbschaft einzutreten, und damit keine Schulden zu vererben, die Höhe des bereits gewonnen Geldes nannte Manfred stolz anderen Patienten und sogar den Ärzten.

Manfred betrachtete sein Schema nicht als etwas Falsches, Sünde oder gar als verwerflich. Er argumentierte, die

Banken kalkulieren solche Fälle schon im Vorfeld mit ein und werden somit nicht arm, aber der Schmetterling flog vorbei als er das tat, was bedeutet, dass Gott dies definitiv erlaubt.

B) Gott heilt

Alexandra erlebte eine neue manische Phase. Als sie ins Krankenhaus kam, entließ sie sich immer selbst, spätestens nach einer Woche. Selbst wenn sie sich besser fühlte, gab sie die medizinische Behandlung auf und die Symptome traten nicht nur wieder auf, sondern noch mit neuer Kraft und Kreativität.

Alexandra war Erzieherin von Beruf. Sie war 26 Jahre alt. Sie spielte Gitarre und komponierte sogar gute Songs, trat gerne der Straße auf und bei alternativen Wettbewerben talentierter Musiker auf. Sie sang auch in einem der erfolgreichen Kirchenchöre der Stadt und manchmal auch sogar die Solo-Partien. Sie wurde nicht getauft, sie war sehr gläubig. Aber ab dem Alter als sie fünfzehn wurde, fand sie die Krankheit sie und jetzt war das bei Weitem nicht die erste akute Phase.

Zum gleichen Zeitpunkt war Milena bereits im Klinikum. Ihre hyperaktive Phase gab bereits nach. Nach einer weiteren hervorragenden Reihe von Orgasmen durch die Dusche, die ihre Phase ihr als notwendig diktierte, lag sie und ruhte allein in ihrem Bett allein in einem großen Patiententenzimmer.

Nachts wachte Milena auf, als ein Rollbett durch die Tür ins Zimmer kam. Auch sah sie eine junge Frau. Die Krankenschwester stellte sich die Mädchen einander, reichte Alexandra ein Handtuch und ging. Alexandra begann entweder im Mondlicht zu tanzen oder ihre Haut zu untersuchen und etwas damit zu beschließen. Als sie Milena nach einiger Zeit ansah, begann sie zu erklären, dass sie neue Tattoos plante und einen Stift brauchte, um sich an alles zu erinnern. Milena streckte einen Stift aus, legte sich auf ihr Bett und schlief ein.

Am Morgen wachte Milena auf, weil zwei Krankenpfleger und eine Krankenschwester irgendetwas mit einer Dusche und einem Waschbecken laut in der Toilette machten. Bald führten sie Alexandra dort heraus. Alexandras Hände waren anscheinend mit Unterhosen gefesselt, ihre Kleidung war nass, sie schrie. Während des Frühstücks sah Milena, wie die schlafende Alexandra wieder ins Zimmer gebracht wurde.

Nach einem Nachmittagssnack kam ihre Großmutter zu ihr. Es war offensichtlich, dass es im Hof zu einem Streit zwischen ihnen kam. Am nächsten Tag entließ sich Alexandra freiwillig aus der Klinik.

Es vergingen drei Wochen. Milena wurde bereits auf die offene Station verlegt. Als sie durch das Klinikgelände ging, hörte sie jemanden in der zweiten geschlossenen Station gegen die Tür tretend. Milena sah genau hin und erkannte Alexandra. Am selben Tag ging sie zu den Besucherzeiten zu ihr rechtzeitig, damit sie schnell etwas noch schafft vorbeizubringen.

Alexandra bat um Unterwäsche, um ein Radio, um eine Bibel und um wenige Kleinigkeiten und warnte, dass ihre Mitbewohner, Angst vor ihr haben und in ihrem Zimmer ein sehr großes Chaos herrscht, aber es wäre so notwendig. Es war auch sehr wichtig, dass die Matratze, die am Baum neben des Eingangs hing, nicht zurückgebracht werden soll, weil sie diese aus dem Fenster warf. Und noch: Alexandra war schwanger. Sie masturbierte viel im Badezimmer auf das Foto von Mariah Carey und Gott schickte ihr ein Kind. Niemand glaubt ihr, Milena ist die Einzige. Ärzte verstehen auch nichts. Alexandra war krank, aber dank Gottes, der ihre Gebete erhörte, war sie geheilt. Zuvor, vor dieser Einweisung, versuchte sie, den Menschen zu zeigen, dass sie als Bote von Gott geschickt wurde und sie zuhören müssen. Sie zog die Aufmerksamkeit der Menschen auf Straßen auf sich, sie tanzte und schmierte Menstruationsblut auf ihren Körper und ihre Kleidung, wofür sie missverstanden und in die Klinik gebracht wurde. Aber sie nahm die Situation an.

Alexandra lieh sich unter falschen Gründen so viel Geld wie möglich von all ihren Freunden aus und ließ sich in der Kirche, in der sie im Chor sang, taufen. Das ganze Geld wurde an die Kirche gespendet. Nach der Taufe ging sie aus dem Kirchengebäude raus, und zwar, mit einem Gefühl großer Weisheit auf die Straße, mit dem Gefühl, dass sie jetzt ein neues Leben hat. Sie sah ein anderes, besseres und ewiges Leben, das ihr jetzt zur Verfügung steht, getauft, dass sie nur für Gott sterben muss. Sie warf sich vor Kindern und Erwachsenen unter einen großen LKW, aber der Fahrer schaffte es, langsamer zu werden. Sie wurde festgehalten und mit dem Krankenwagen zurück in die Klinik geschickt, ohne zu wissen, dass sie schon lange nicht mehr psychisch krank war. Sie wurde von Gott geheilt.

C) Nachts auf dem Marktplatz

Der fast schon unsichtbare Kerl war auch sehr ruhig. Ein Mädchen aus Russland gab ihm sogar den Spitznamen Plastikbeutel. Absolut grau und immer fast wortlos, er war für niemanden interessant und er selbst suchte Kontakt zu niemandem. Trotzdem beging ihm Christine auf der offenen Station und er erzählte ihr, warum er in der Psychiatrie ist.

Nachts, auf dem Marktplatz der kleinen Stadt Altenfels, stellte sich einmal heraus, dass es dort freundliche Menschen gibt. Wenn man allein durch den Marktplatz geht, fragen sie erst Sie nach dem Weg und beginnen dann ein „Herz-zu-Herz-Gespräch“.

Der Plastikbeutel kam zwei Jahre nach diesem Treffen wegen eines Selbstmordversuchs auf dem Marktplatz in die Klinik. Er hatte Gott nichts mehr zu geben. Er war nicht würdig und hatte keine Ahnung, wie er sonst dienen könnte, dass er dem Herrn wieder würdig sein konnte. Er hatte nichts mehr.

Jetzt, nach acht Monaten in der psychiatrischen Klinik, benutzte er zum ersten Mal in seinem Leben das Wort „Sekte".

10***Der traurige MC

Ich werde auch ein Kapitel über dich schreiben, lieber D. Ich weiß nicht, was damals mit dir passiert ist, du warst so still, hast jedes auch das kleinste Gespräch vermieden, bist sogar einfach von der Medis-Ausgabetheke weggegangen, wenn Medikamente verteilt wurden, als du mich oder andere Patienten daneben sahst. Als Verwandte zu dir kamen, habt ihr auch nicht gesprochen. Deiner wunderhübschen Freundin, der außergewöhnlich attraktiven Brünette sah man es richtig an, wie besorgt sie ist durch deinen Zustand. Sie kam einmal die Woche.

Du liefst viele Kreise auf dem Stationshinterhof. Du gingst langsam und setztest dich nicht. Deine Morgenübungen beim Frühsport fanden wie in Zeitlupe statt und du lebtest wie in einem alten Film, den der alte Videoplayer durchkaute.

Ich habe es gelernt, dass man Menschen nicht nach den Ursachen der Krankheit fragt, selbst die in der Offenen nicht.

Als ich bereits in der zweiten Woche auf der Offenen war, in diesem verdammten sechzehnten Jahr, ging ich zum Stationssport nachdem ich einen Freund in der

Geschlossenen besucht habe. Und ich habe gesehen, wie du mit einem Verwandten auf dem Klinikgelände herumgelaufen bist. Ich habe dich begrüßt und ... du hast mit voller Stimme geantwortet. Mit voller männlicher Stimme sagtest du: „Hallo, gut, Valeria! Und wie geht es dir?“ Und ich schrie vor Freude. Und ohne ein Wort ranntest du diese beiden Schritte auf mich zu und umarmtest mich fest.

Bald bist du in die Offene gezogen. Dort fand ich heraus, dass du ein berühmter Musiker bist, der leider nicht meinem Geschmack und Genre entspricht. Aber trotzdem. Wie auch immer - ich hoffe, es geht dir jetzt auch gut.

11*** Die Alkoholiker

A) Der rote Russe

Wir hatten alle Angst, als er hereinkam. Noch nie im Leben hat einer von uns jemanden mit wortwörtlich roter Haut gesehen. Wie ein gekochter Krebs, wie eine Tomate – keine weiteren Vergleiche kamen uns in den Sinn.

Der Mann saß auf der Couch neben des Personalzimmers und faltete sich langsam zu einem Würfel zusammen. Bald näherte sich der Oberarzt diesem Würfel und begann sehr laut, kurze Sätze aus seinem Mund herauszuwerfen:

- Herr Zimonoff. Wieder. Wieder geradeso noch gerettet - abgepumpt. Lange nicht gesehen? Wie wäre es nicht zu trinken? Tun Ihnen die Ärzte nicht Leid?- Pump-pump! Pump-pump! – gerade so zum Leben erwacht. Und Sie... schon wieder. Eines Tages schaffen es die Ärzte nicht! Was soll ich wieder mit Ihnen Sie machen? Antworten Sie, zeigen Sie Ihre Augen. Ohhhhhh! Auch rot. Was soll ich mit Ihnen machen, Herr Zimonoff? Verstehen Sie mich? Eeeh!!!

Der Oberarzt schlug hoffnungslos auf die Rückseite des Sofas mit der Faust. Der rote Würfel bewegte sich kurz.

Der Oberarzt wandte sich an die vorbei laufende Krankenschwester:

„Wie immer. Machen Sie es einfach wie immer."

Er machte mit der Hand irgendeine schnell komische Figur der Hoffnungslosigkeit und verstaute sie in der Tasche.

B) Ich spiele Orgel

Ich spiele Orgel. Es wird gut bezahlt. Aber an allen Wochentagen, wenn es keine Konzerte gibt, sitze ich zu Hause und schaue fern. Im Laufe der Jahre habe ich mich an ein bestimmtes Programm gewöhnt, das ich jeden Tag sehe.

Freunde? Sie sind alle nett und gut, aber sie nehmen nicht einmal einen Tropfen in den Mund.... Ja gut, ja und nein, ich habe eigentlich keine Freunde. Und Wein hilft mir, das zu vergessen.

Nein, ich spiele Konzerte natürlich nüchtern. Aber ... zu Hause im Kühlschrank gibt es immer eine Packung Weißwein. Also ziehe ich es bis zum Abend und abends, wenn ich nicht einschlafen kann, noch eins. Das ist eine Katastrophe, ja ... Aber wenn ich mir diese alle Psychotiker anschaue - sie schreien, kämpfen ... das ist nicht der richtige Platz für mich. Ich fühle mich hier nicht wohl. Ich muss hier auf Station für mein Fernsehprogramm kämpfen, das gefällt mir nicht.

Und das sind hier alles Leute, mit denen ich in der Alkoholsucht-Gruppe zusammen bin, völlig versoffene Fressen, die überhaupt nicht mit der Intelligenz belastet sind. Einer ... dieser ... Schuhmacher oder wie der heißt? Und die Frauen ... beängstigend, ungepflegt.

Ja, ich verstehe, dass wir das gleiche Problem haben, aber ich werde hier durch diese Sitzungen nicht geheilt, sie ziehen mich nur runter. Wie auch immer, das nächste Konzert kommt bald. Ich habe es hier satt. Morgen werde ich den Arzt bitten, mich zu entlassen.

12*** Keine Panik vor psychotischen Anfällen Fremder außerhalb der Klinik

A) Handyladen

Ich habe mich sehr über mein kaputtes Smartphone geärgert, welches ich mir bei einer „super günstigen Aktion“ eindrehen lassen habe. Aber schon beim Eingang in den Laden hörte ich sofort eine rauchige Frauenstimme ins Telefon schreiend, dass sofort eine Limousine benötigt wird, gerade zu diesem Laden wurde. Dann begann diese schreiende Frau mit ungepflegten Haaren mit schiefem Make-up und Schminke der Person per Telefon weiter zu erklären, dass ihr die Farbe gleichgültig sei, und wenn die Limousine nicht in fünf Minuten hierher gebracht wird, würde die Firma es sehr bereuen. Dann sah mich die Frau an und rief:

„Sagen Sie ihnen, dass es keinen Sinn ergibt, sich gegen mich zu verschwören. Ich habe die Kontrolle über die gesamte Luftfahrt."

„Entschuldigung", sagte ich, „ich bin nur ein Kunde dieses Geschäfts hier."

„Du kannst mich nicht anlügen! Ich weiß alles über dich. Ich habe auch schon deine Gedanken gelesen!“

„Ich verstehe.“ Ich unterbrach den Augenkontakt.

Dann kam wieder der junge Verkäufer aus dem Personalraum und sagte leise und stotternd:

„Sie können auf den Markt gehen, es gibt Taxis, sie werden definitiv über Limousinen Bescheid wissen.“

„Genau!", Sagte die Frau und nachdem sie mich mit einem Blick voller Hass durchbohrt hatte, ging sie auf die Straße.

„Sie schreckt schon seit zwei Tag Kunden ab", sagte der verängstigte Junge. Auf dem Namensschild las ich das Wort "Auszubildender",- "Ich habe Angst."

Ich habe schnell gelogen, dass ich eine Person mit Psychose in meiner Familie habe. Sie erklärte, dass es nicht notwendig sei zu streiten, wenn man nur schweigt und nur zuhört, würde der Patient schneller verschwinden, aber wenn er nicht geht und gefährlich erscheint, können Sie einen Krankenwagen, durch kleine Lüge, unbemerkt rufen.

B) Die Verschwörung

Ich ging die Straße vom Universitätsplatz entlang. Vor mir stand ein Mädchen, das am Telefon eine Nachricht schrieb. Sie tippte so begeistert, dass sie in den Spiegel eines kleinen Lastwagens krachte. Ich beschloss, die Situation zu entschärfen und sagte:

„Ich erkenne mich gestern wieder. Bin genauso in ein Auto gekrochen"

Aber das Mädchen lächelte nicht zurück und war sogar sehr ernst ...

„Ja, und das wissen Sie alles? Warum lacht ihr mich alle aus?“

"Entschuldigung", sagte ich, „ich lache Sie nicht aus.“

„Sie alle lachen über mich auf der ganzen juristischen Fakultät aus, ich höre, dass Sie um mich herum über mich lästern!“

„Es tut mir leid, aber ich studiere Slavistik. Was ist passiert?“

„Ahhhaaa. Gut, ich werde es Ihnen dann sagen. Ich studiere jetzt an der juristischen Fakultät und traf dort Lisa, erzählte ihr von meinen Rückenproblemen und jetzt lacht sie mich aus, sie sagte allen, dass ich dumm bin und jetzt reden alle nur über mich, ich hörte sie drei Reihen über mir, sie sprachen über mich, versteckten meinen Namen unter dem Namen eines Helden des Game of Thrones. Sie wussten, dass ich in ihrer Nähe sitze und lachten mich trotzdem immer noch aus. Dann endete der Vorlesung und ich setzte mich nicht auf eine Bank, um etwas zu essen. Und alle Leute um mich herum diskutierten und lachten über mich.

Ich habe alles verstanden. In die psychiatrischen Klinik hielt ich es dann für riskant zu gehen, es war notwendig, die Telefonnummer der Mutter heraus zu bekommen bzw. Verwandte anzurufen. Ich brachte sie zum nächsten Krankenhaus zu einer Seelsorgerin. Unterwegs drehte sie sich oft zu Gruppen von Menschen um und fragte mich, warum sie sich nicht schämen, sich so offen über sie lustig zu machen.

Ihr Telefon wurde von den Anrufen ihrer Schwester und Mutter schon fast heiß. Wir saßen und warteten im nächsten Krankenhaus, bis die Seelsorgerin eintraf. Ich bot an, auf die Sachen aufzupassen, als die Seelsorgerin das Mädchen aufrief. Ich hatte somit ihr Telefon, schrieb die Nummer ihrer Mutter für mich auf und rief von meinem Handy aus an. Kurz, aber mit dem großen Verständnis, dass dies für meine Mutter unglaublich und unmöglich klingt, beschrieb ich die Situation und gab die Adresse des Krankenhauses an, in das meine Schwester kommen konnte. Ich erklärte, dass ich selbst eine ähnliche Krankheit habe und bitte Sie, zuzuhören, wie sie sich besser verhalten sollte. Natürlich haben sie mich als Person von der Straße nicht mit großem Vertrauen belohnt. Ich legte auf und ging in die Praxis der Seelsorge. Das Mädchen weinte hysterisch. Der Seelsorgerin sagte, dass das Mädchen einfach überfordert sei. Ich fing an für eine Psychose zu argumentieren.

Als wir das Büro verließen, wartete die Schwester des Mädchens bereits auf sie, sie lebte auch in dieser kleinen Stadt. Unter Tränen begann das Mädchen in Hysterie zu schlagen, dass ihre Schwester und ihre Verwandten sie nur einsperren wollen. Die Schwester bat mich, nicht zu stören und besser zu gehen, was ich auch tat.

Zwei Tage später rief mich die Mutter des Mädchens an. Seit mehr als einem Tag hält sie ihre Tochter in einem geschlossenen Raum und lässt sie unter Aufsicht auf die Toilette gehen, weil sie seltsame Dinge tut. Sie schneidet Papier und alles, was es zu schneiden oder zu reißen geht, sie singt laut, sie schreibt schrecklich dunkle Geschichten und sendet sie an Leute, mit denen sie schon lange nicht mehr in Kontakt ist oder die sie nur durch jemand anderen kennt. Sie waren bei einem Psychiater zusammen, der ihr riet, sich ins Klinikum einzuweisen, aber sie unterschrieb kein Dokument, in dem sie der Behandlung zustimmte. Die Mutter war in einer stillen Hysterie und bat ihre Tochter, ins Krankenhaus zu gehen.

Das Mädchen weinte leise und schluchzte. Ihre Wahrnehmung konzentrierte sich auf die Tatsache, dass ihre Mutter nicht möchte, dass sie an der Universität studiert, und sperrt sie ein, dass sie mit dem Arzt sich zusammentat. Ich hörte verständnisvoll den Unsinn des Mädchens und begann über das Vorgehen nachzudenken. Ich bot dem Mädchen an, zu einem anderen Arzt in ein anderes Klinikum zu gehen, dann wird meine Mutter nicht „ihre Leute“ haben und sie wird ihre Mutter nur während der Empfangszeiten sehen. Warum nicht die Klinik als Ruheplatz von so vielen Einflüssen nutzen? Und sie wird sich von all dem Stress erholen ...

Zwei Tage später erhielt ich von meiner Mutter eine SMS, dass das Mädchen auf einer geschlossenen Station eines Klinikums behandelt wird.

13*** Die Alternativbehandlung

A) Die Phrasenkollektion

„Ja, du bist der Adäquateste von allen, die ich kenne. Wer ist denn heute nicht verrückt?“

"Pillen sind böse. Pillen werden nur hergestellt, um sie zu verkaufen und die pharmazeutische Industrie weiter auszubauen.“

„Du sollst auf sich selbst sauer werden und dann stehst auf und fängst an, etwas zu tun. Auf geht’s!"

„Versuchen Sie es mit Homöopathie!“

„Oh, es ist hier so schön sauber, schöne bequeme Betten, eine Terrasse für einen Spaziergang, Essen viermal am Tag. Ich würde hier leben! Es ist langweilig, sagst du? Lies ein Buch!“

„Früher hatte niemand Depressionen und alle paukten von morgens bis abends!“

„Das hast du vererbt. Von der Großmutter väterlicherseits. Sie erfand beim Lästern auch oft unglaubliche Geschichten.“

„Du hörst einfach auf Süßes und Fettiges zu essen! Willst du so dringend essen - nimm einen Apfel!“

„Du bist überhaupt nicht psychisch krank, du bist einfach auf eine neue Ebene der Evolution gegangen, du hast die Weisheit erkannt und diese Ärzte bringen dich mit ihren Pillen zurück in diese Welt, weil sie es nicht wissen und nicht verstehen. Das Universum bietet dir so viele Möglichkeiten, und wenn du dich bereits für den Ruhm fühlst, dann ist es das Richtige und Allerwichtigste, aber auf einer neuen Ebene. Diese Pillen schaden dir, aber mach was du willst."

„Ich werde dir einige körperliche Übungen erzählen, die gut auf die Psyche wirken und beruhigend wirken."

ERGEBNIS: Wenn eine kranke Person bereits unter obligatorischen Medikamenten steht und diese Medikamente nicht mehr einnimmt, kehrt ihre Krankheit zurück. Bitte verzeihen Sie mir, schieben Sie sich Ihren „hochqualifizierten" Rat in Ihren Arsch. Es ist schmerzhaft für einen Kranken, zum hundertsten Mal zu erzählen, dass seine Krankheit kein Spielzeug ist und nur Ärzte sie behandeln können. Tipps, zum zu einem psychisch Kranken zu gehen, einen beruhigenden Tee empfehlen zu trinken, verfickte Yoga zu empfehlen: lasst verdammt nochmal bei sich und werdet an sich selbst stecken Sie sich Ihre hochgebildete Zunge und Empfehlungen in den eigenen Arsch.

B) Die Hellseherin

Als Nikolai klein war, so in der Periode zwischen Kindergarten und Schule, konnte er plötzlich nicht alle Nächte durchschlafen. Es war ungefähr ein Monat lang so. Er hörte verschiedene Stimmen, die auch miteinander kommunizierten und ihm dann etwas auf diktiert haben. Nikolai erzählte es seinen Eltern, die ihm nicht sofort glaubten und dachten – ja, eine typische Einbildung wie so ein Monster unter dem Bett, dachten sie. Aber die weitere Schlaflosigkeit überzeugte auch die Eltern. Die Eltern brachten ihn zu allen möglichen Ärzten, mit Ausnahme eines Psychiaters, weil diese Angelegenheit in Russland tabuisiert war und ist und es wurde alles getan, dass das Kind nicht als psychisch krank anerkannt würde, denn es würde für die Zukunft bedeuten, ihm ein vollwertiges Berufsleben, Führerschein und andere Möglichkeiten zu nehmen.

Im postsowjetischen Raum werden psychisch kranke Menschen immer noch wie potenzielle Mörder gesehen, insbesondere betrifft dieses Stigma unglückliche

Menschen mit der Diagnose Schizophrenie. Eines der Hauptsymptome solcher Störungen sind genau die Stimmen im Kopf.

Deswegen sind Nikolais Eltern nicht zu Psychiatern gegangen, sondern wandten sie sich an eine Hellseherin, die mit ihm mehrere schöne und faszinierende Rituale durchführte. Die ganze Aktion dauerte 2 Stunden, Nikolais Mutter bezahlte an der Rezeption und ging mit ihrem Kind in ein Café, in dem es leckeres Eis gab.

Laut dem erwachsenen Nikolai, kamen die Stimmen nach dieser Sitzung nicht wieder und er war sehr stolz darauf, dass er nicht, wie man es in Russland sagt, im „gelben Haus“ gelandet ist und das benutzte das Wort „gerettet“ im Bezug zu dieser Hellseherin.

Ich verwende das Wort "Placebo" zu dieser Angelegenheit.

<u>D) Homöopathie</u>

Woran alle Menschen älterer Generationen nur nicht glauben! Also kam der Kick zu mir: „Geh zum Homöopathen, bittttttttttttttte!! BITTE! BITTTTEEEE! MACH ES FÜR MICH!!!!“ So bis zum täglichen Erpressen. „Dies wird doch vom deutschen

Gesundheitswesen und den meisten Krankenversicherungen anerkannt! Ja, und du wurdest als Kind von der Homöopathie damals geheilt, und deine Tante!“

Meine Mutter war nicht einmal hartnäckig ... Wichtig ist, die meisten ihren Eigenschaften sind positive Eigenschaften. Aber was ich an ihr hasste war und ist, dass es ihr egal war, was ich von ihren Vorschlägen ablehnte, in ihrem Verständnis war es ihre Hilfe, sie riss alle Stränge jedes gesunden Verständnisses ab und zwang mich, wozu auch immer dahin, wohin sie es für richtig hielt. Auch mit meinen 29 Jahren. Wenn ihr Willen nicht erfüllt sein würde, konnte sie den Druck auf mich mehrere Jahrzehnte aufbaue. Ich bin stolz darauf, nach sehr vielen Jahren gelernt zu haben, wenn ich etwas nicht will, ein „nein“ auch durchzuziehen. Es war ein harter Weg. Aber jetzt zur Homöopathie.

In unserer Stadt praktizieren unter, leider, vielen zwei homöopathische Gynäkologen. Sie sind Ehemann und Ehefrau und haben eine eigene Empfangswohnung. Ich sortiere jetzt ihre Behandlungstechnik im Gehirn und es gibt keine Grenze mehr für meine Wut, die Kotze kommt hoch.

„Worüber beschweren Sie sich?“

„Ich habe eine schizoaffektive Psychose.“

„Ja ... Wir behandeln das nicht ...“

Zehn Sekunden Stille. Sie überlegte kurz und fuhr fort:

„Aber es ist einen Versuch wert. Füllen wir den Fragebogen aus.“

Sie fragte mich nach meinem Namen, meinem Geburtsdatum, meinem Hobby, welcher Schule ich besuchte, ob ich mehr mit Jungen oder Mädchen befreundet bin, lieber süß oder salzig, wie ich mich entspanne, ob ich bestimmte Beeren mag, ob ich Pilze esse, welche Sportarten ich mache oder nicht mache. Welche Art von Musik höre ich? Ich fühlte mich wie in der Grundschule und bekam Angst, dass sie mir am Ende sagen würde, dass ich ein Geschenk in diese Umfragebogen hineinlegen muss.

Sie fragte mich nicht nach der Krankheit, fragte nicht nach den Gründen. Es schien mir, sie fragte quer und zufällig, um den Empfang zu verlängern, damit ich einen Sinn fühle. Infolgedessen wurde ich nach 20 Minuten an die Rezeption freigelassen, wo die Schwestern mir die kleine Packung Zuckerbällchen gaben und mir einen Termin in einem Monat aufdrängten.

Da ich unter Zyprexa war, verschlang ich diese Kugeln direkt am Ausgang der Wohnung der Wunderheiler. Es war köstlich, wie in meiner Kindheit, als ich, eine schreckliche empathielose Göre, wofür ich mich schäme, alles simulierte, damit ich ja nicht in die Schule gehen musste. Ich gab es schon ein paar Jahre zu, dass es so und nicht anders war, dass niemand, und schon gar nicht ein Homöopath, mich heilte. Ich wurde nur älter und einsichtiger. Aber meine Mutter glaubte mir es nicht.

Aber jetzt war dieser Arzt nicht mehr meine Lügenassistentin und ich schämte mich auch für sie, dass sie so etwas praktiziert, um einfach dazu zu verdienen.

14*** Eine Vereinbarung als Schutz

Durch Scham nach den manischen Anfällen auf der Straße, Scham nach den manischen Anfällen bei den Vorlesungen und allgemein an der Universität, nach dem Scham nach den Auftritten an anderen öffentlichen Orten und den Versuch, aus dem Fenster auf die Spitze des Baumes zu fliegen, nachdem ich versucht hatte, mein Herz herauszuschneiden, um es in der Hand zu halten und wieder hineinzustecken, nachdem ich während der manischen Phase aus den offenen Stationen aus verschiedenen Kliniken entlassen worden war, fühlte ich hilflos. Meine Psychologin sagte plötzlich, dass es einen Weg gibt, sich selbst zu schützen. Keine Sozialberaterin erzählte mir das, ich hatte es seit fünf Jahren und drei starken Episoden nie davon gehört.

Ich ärgere mich immer noch darüber, warum dieser Hilfsweg… Ausweg nicht als Basiswissen erzählt wird und jedem mitgegeben wird, der die manische Phase überwunden hat, der sich einer erfolgreichen Behandlung unterzogen hat und nicht mehr als diesen umfassenden Scham haben will, sich zu Hause zu vergraben und nachts wegen dieser vergangenen manischen Kommunikation mit Menschen weint. Nicht jeder traut es zu sich zu entschuldigen, deswegen möchte man am besten nie wieder aus dem Haus gehen. Dieses Heulen und diese schrecklichen Ereignisse kann man vorbeugen. Aber wie – das erzählt man aus irgendeinem Grund nicht jedem Patienten.

Bei drei langen Anfällen wusste ich nicht, was ich tun sollte für den Fall, wenn die Krankheit wieder beginnen würde.

Ich bin immer noch empört darüber, dass dieses einfache Mittel gegen Scham und die schlimmen Handlungen des gesund werdenden Patienten auf der offenen Station nicht angeboten und nicht erzählt wird. Und wir sprechen von einem einfachen Vertrag mit einer Person bzw. mit vielen. Es gibt ein Formular sogar im Internet, oder man eine Vollmacht per Hand schreiben. Aus dem Text der Vollmacht, die ich mit meiner Mutter unterzeichnet habe, folgt, dass diese selbst bestimmen kann, mich in eine psychiatrische Klinik ohne meine Zustimmung einzuweisen. Somit ist die Zustimmung meiner Mutter nun ausreichend, um mich nicht nur einzuweisen, sondern auch das Smartphone und Geld für Anrufe auszugeben, wenn sie und die Ärzte es für richtig halten. Auch werde ich bei solchem Vertrag mich nicht gegen ärztlichen Rat entlassen lassen können.

Aus irgendeinem Grund bin ich die einzige Patientin von allen Bekannten, die einen solchen „Regenschirm“ hat.

15*** Die Drogensüchtigen

Weihnachtsfest stand vor der Tür. Das medizinische Personal schmückte den Weihnachtsbaum in der Küche, die Patienten bei der Ergotherapie bereiteten Dekorationen für ihre Stationen vor. Bei der Musiktherapie wurden Weihnachtslieder gesungen und im Raucherraum wurden Verschwörungen für die Feiertage geschmiedet. Menschen, die wegen Drogen- oder Alkoholabhängigkeit auf der Station der Psychiatrie gelandet sind, diskutierten, dass es einmal doch zu Feiertagen OK ist, aber nur einmal, natürlich. Alles wurde leise mit den Besuchern, und keineswegs telefonisch, besprochen. Diejenigen, die ihre Freunde besuchten, erhielten die Aufgabe, „etwas" von Natürlich bis zu Synthetisch zu bringen.

Mit einem der Männer, der schwere Brandflecke und Schürfwunden erlitt, gelang es Dylan zu sprechen, als sie nach der Ergotherapie zusammen beim Mittagessen saßen. Dylan dachte vor fünf Tagen, während Moritz dorthin verlegt wurde, die Nazis hätten ihn angegriffen und geschlagen. Aber Moritz nannte jetzt den wahren Grund, warum in der Psychiatrie ist.

Und er sagte Folgendes: Er ist nicht 45, wie es alle dachten, sondern 20 Jahre alt und er hat die Wirkung eines Meth-Kristalls zu lieben gelernt. Er glaubt nicht einmal daran, dass er davon absteigen kann, und warum auch? Die riesige Welt, welche die Droge für ihn öffnet, ist viel interessanter als die existierende langweilige Welt um uns herum. Moritz weiß, dass das Leben selbst dadurch verkürzt wird. Moritz weiß und dass es der Grund ist, dafür, dass seine Zähne schon schwarz und brüchig sind und, dass es nur dadurch schlechter wird. Aber das alles ist nicht wichtig. Nicht wichtig ist auch die Tatsache, warum Moritz so stark rot-blau dekoriert ist.

Es war nämlich richtig geil. Moritz saß in seiner Einzimmerwohnung und nahm ein Meth-Kristall. Diesmal war seine Wirkung so hell und fabelhaft, dass er für ein noch größeres Gefühl die Wohnung in Brand setzte und darin tanzte, bis Feuerwehrleute ihn aus der Flamme retteten und zuerst in den Krankenwagen zum nächstgelegenen Krankenhaus steckten und erst später verlegten. Moritz fand die Handlungen all dieser Dienste sinnlos. Aber als er verstand, dass er mit dem Leben gespielt hat, erklärte er sich bereit, zu versuchen, nicht so oft Meth zu nehmen, weil es das Geld letzter Zeit für Lebensmittel nicht ausreichte.

Trotzdem hielten drei Personen aus der sich herausgebildeten geschlossenen Drogen-Gemeinde, es während der Feiertage als heilig, und möglich, sich Drogen zu beschaffen und einzunehmen. Dylan rauchte seine Zigarette und hörte, wie Moritz, Dina und Sandro darüber diskutierten, wie die Ware für sie besser und sicherer zukommen würde und wo sie sich vor dem medizinischen Personal verstecken sollten, wenn sie nachts plötzlich nicht mehr in den Hof oder nur in Begleitung einer Krankenschwester dürften.

Dina liebte Meth auch sehr und wartete auch auf ihre Entlassung aus der Klinik. Sie selbst hatte kein Recht zur Selbstentlassung, da sie für sich selbst gefährlich war. Nur unter Aufsicht durfte sie sich waschen.

Wie Moritz hatte Dinah lange Zeit nicht genug zu essen, aber sie kümmerte sich auch nicht darum. Jedes Mal, wenn sich der Magen vor Hunger verdrehte, gab es immer etwas den Hals zu stecken. Sie hatte sich lange nicht mehr für die irdischen Angelegenheiten interessiert. Sie war nicht magersüchtig, aber sie war ein schreckliches Bild an sich, genau wie auf den Fotos der Opfer von Konzentrationslagern.

Sandro verwendete „weiche“ Drogen, die nicht gesundheitsschädlich, aber natürlich und daher nützlich und gut für die Gesundheit sind. Diese Aussage predigte Sandro aktiv auf allen möglichen Demonstrationen und lief sogar einmal unter dem Einfluss von Cannabis auf der Bühne und las seine Geschichten als einen ausgezeichneten Rap. Sandro schien zu verstehen, warum er die schlimmen Halluzinationen und Wahn hatte, aber er betrachtete es nur als schlechte Gene, die von seinem Großvater vererbt wurden.

16*** Die Magersucht

A) Tina

Wir haben uns in Polen getroffen. Genauer gesagt auf einem Kurs der polnischen Sprache. Sie war anders und damit interessant, spielte sieben Instrumente und glänzte mit großem Selbstwertgefühl und ausgezeichnetem Allgemeinwissen. Sie hat sich überhaupt nicht geschminkt, was für mich damals wie ein Beweis des gesunden Selbstbewusstseins war. Sie brauchte keine Gesellschaft, sie ging immer alleine. Ich wollte mit ihr befreundet sein, fast schon auf den ersten Blick. Sie war mental sehr stark. Aber ich geschminkt und unmutig, hatte keine Ahnung, wie ich die Freundschaft mit ihr verdienen könnte.

Ihre Eltern saßen immer abwechselnd im Knast wegen oppositionellen Aktivitäten in Weißrussland und sie beschloss, mit einem polnischen Visum für ethnisch polnische Migranten aus anderen Ländern nach Polen zu ziehen.

Plötzlich, einen Monat nach den Kursen, brach die aktive Kommunikation mit den meisten Studenten zusammen ab. Aber mit Tina sind wir nur durch unsere Kommunikation bei Facebook Freunde geworden. Aus diesen Nachrichten habe ich erfahren, dass nicht nur ich psychische Probleme habe. Tina hatte bereits Magersucht. Vor langer Zeit.

Wir sprachen sehr oft miteinander und im Oktober erwähnte sie, dass sie starke Geldprobleme hatte, dass ihre Eltern nichts schicken können und es gab für sie bis jetzt keine Arbeit. Ich hätte nicht gedacht, dass alles dermaßen schlimm sein könnte. Ich habe nicht besonders darauf reagiert, bis sie sich mir stolz mitteilte, 8 Kilogramm abgenommen zu haben. Natürlich gibt es Nachteile, dass sie auch keinen Joghurt mehr verdauen kann, der Körper reagiert darauf entweder mit Erbrechen oder mit Durchfall (was weh tut).

Und dann hatte ich Angst. Ich googelte nach einem Online-Supermarkt in Polen und schlug vor, dass sie sich dort Lebensmittel bestellt und ich zahle. Darauf antwortete Tina, dass es nicht notwendig sei, ihr Körper würde nichts anderes als Flüssigkeiten mehr akzeptieren. Aber das macht nichts, bald wird im Allgemeinen alles noch besser als früher.

Sie schickte mir irgendwann ein Foto von ihrem ausgestreckten Arm und schrieb, wenn er nicht mehr fett ist, wird sie sich nach einer neuen Diät umsehen.

Auf dem Foto war ein Knochen mit etwas Haut bedeckt. Auf meine Frage, was ist ihr weibliches Schönheitsideal, schickte sie ein Foto von einer komplett abgemagerten Freundin.

Ich konnte nichts tun. Sie war fast 800 km von mir entfernt.

Was hat ihr geholfen? Ich kann mich nicht erinnern, weiß ich nicht. Wahrscheinlich die Tatsache, dass sie dann einen Freund hatte. Die zweite Magersucht löste Panikattacken und Stimmhalluzinationen mit Depressionen aus. Und das alles dann auch noch im Kreis.

Jetzt studiert sie an der medizinischen Fakultät und hat Spaß daran, Leichen zu zerlegen. Das Leben geht weiter, aber die Konsequenzen bleiben.

B) Marta

Also, Schritt, noch ein Schritt. Noch zwei. Und jetzt sieben dahin. Kniebeugen!

Gestern habe ich ein Video gesehen und die YouTuberin sagte - wenn ein halbe Grapefruit pro Tag gegessen wird, dann verbrennt sie Kalorien. Schritt, Schritt, Kniebeugen. Drei weitere Grapefruits kaufen. Das ist je ein halbes bis Samstag. Schritt, Schritt, Kniebeugen. Okay, Zeit zur Uni zu gehen.

Es ist besser, schnell zu gehen, damit ich schneller abnehmen kann. Aber dann werde ich die Universität in weniger als anderthalb Stunden erreichen. Es wird dann notwendig sein, um den Campus herumzulaufen. Und es wird Zeit für Grapefruit geben. Ich kann es dann sofort essen - wir haben jetzt den Morgen, wir müssen morgens immer gut essen. Und ich habe eine Grapefruit zum Frühstück, die auch Kalorien verbrennt.

In diesen Gedanken gehe ich an den Straßenbahnschienen entlang. Ich weiß, wie ich schneller dorthin komme, aber jetzt, solange kann ich rennen. Ich greife bequemer meine große Tasche und jogge leicht. Ich bin vor der Straßenbahn und werde an einer Haltestelle etwas langsamer. Ich renne weiter und dann greift sie mich an und stößt mich zu Boden.

Dies ist meine Kommilitonin, Ola, wir scheinen Freunde zu sein, aber sie mischt sich zu oft ein in die Dinge ein, die sie nichts angehen. Sorgen hat sie. Ja, ich weiß. Und was helfen mir diese ihre Sorgen - ich bin übergewichtig und habe ein Problem damit. Sie ist von Natur aus so dünn, wie soll sie mich verstehen?

„Was willst du schon wieder?"

„Marta, es ist noch eine halbe Stunde bis zu den Vorlesungen… und ich sehe, dass du rennst… Wo rennst du hin?"

„Ola, beruhige dich doch endlich! Hast du von dem Morgenjogging was gehört? Hilft super gegen Stress!"

„Du läufst in Alltagsklamotten und mit deiner Tasche, die du jeden Tag mit in der Uni hast. Du rennst, weil du krank bist. Du musst von Psychiatern behandelt werden. Komm, lass mich dir helfen! Komm, nehmen wir eine Straßenbahn und lass uns reden und dann reden weiter in der Cafeteria. Ich werde dir bei allem helfen."

... und greift nach meiner Hand. Ich ziehe schnell und gereizt meine Hand heraus und schreie:

„Fick dich!"

Ola fasst mit beiden Händen ihren Kopf, dreht sich um und geht Richtung Haltestelle. Ihr Kopf zuckt ein bisschen. Ich verstehe - sie weint. Aber mach dir keine Sorgen um mich, es ist alles ist in Ordnung bei mir, nur noch ein bisschen mehr üben, um noch etwas mehr Gewicht zu verlieren.

17*** Warum lebt ein Werwolf in mir?

Ich bin eine ganz gewöhnliche Studentin. Meine Krankheit wurde bereits als chronisch diagnostiziert und verstand, woher der Werwolf aus mir bei der manischen Phase herauskam, wie es so anfängt. Angst steht an erster Stelle. Aus nirgendwo, einer schlimmen Nachricht, zum Beispiel. Daraus – eine sehr starke Angst. Jedes Mal rette ich mich mit anderen Dingen, ob sie nun dringend zu tun wären oder nicht, blockiere somit den Stress, überlege weiter führende große Projekte. Ich arbeite an vielen Dingen gleichzeitig und sehr begeistert. Aber die schlimme Nachricht geht jedoch aus meinem Kopf aus mir nirgendwo hin. Der Schlaf ist gestrichen. Übermäßige Kreativität tritt auf und mutiert langsam zur Hysterie. Dann ist es zu spät für die Behandlung auf der offenen Station, man müsste so schnell wie möglich in die geschlossene.

Was ist der Unterschied zum normalen kreativen Denken? Das ist die Wahrnehmung. Dein Bewusstsein kann Reize nicht mehr aussortieren und man nimmt wortwörtlich alles wahr. Und man projiziert alles Gehörte, Gesehene und Gespürte, was normalerweise nicht mehr im Gedächtnis registriert wäre, auf sich selbst. Und das wird mit der Zeit noch schlimmer. Die Freisetzung von Chemie im Gehirn erhöht das Adrenalin, deswegen will man immer mehr riskieren, was auch immer. Ich weiß, dass ich entlang der unsichtbaren Fäden über dem Boden, von Dach zu Dach laufen kann. Ich weiß, dass eines Tages mein großer erfolgreicher Ruhm kommt und er wird laut sein und alle Menschen werden wissen, dass ich ein besonderer und großartiger Mensch bin und trotzdem auf dieser Welt bleibe. Einige wissen das bereits. Es bestätigt jede Note, jedes Wort im Text des Songs, das von meinem Smartphone abgespielt wird, der genau diese Reihenfolge von Songs und Wörtern speziell genau so angeordnet hat. Und wenn ich meine Kopfhörer abnehme, sehe und höre ich, dass einige Leute bereits wissen, dass meine Inauguration bald stattfindet, andere diskutieren leise darüber und andere lachen mich aus. Ich höre ein Mädchen in einer roten Jacke zweimal niesen, und am anderen Ende des Autos hustete einmal jemand. Dies muss beachtet werden. Code 21. Wird also vom Nutzen sein. Ich gehe zu dem Mädchen in der roten Jacke, danke ihr. Sie fragt nach - wofür? Sie spielt gut. Nochmals bedanke ich mich und steige aus der Straßenbahn aus. Ich nehme absolut alles wahr, was ungewöhnlich ist. Und aus all den Wahrnehmungen entsteht das Bild, entweder ein lustiges oder ein böses. Und ich möchte eine Show für Leute in der Umgebung machen, sie werden zwar jetzt nichts verstehen, aber sie werden morgen kommen und sie werden allen sagen, dass ich hier war und sie haben nicht einmal mit mir gesprochen. Dies bestätigt jeden grünen Fleck von irgendetwas, denn grünes Licht bedeutet, dass Sie vorwärtsgehen können.

So etwas in der Art.

18*** Kontakte mit Studenten

Ich bereue diese drei Treffen nicht. Ich war damals in einer Universitätsklinik stationär und wurde während meiner manischen Episode gebeten, mit Studenten zu sprechen. Ich war sehr glücklich darüber.

Zuerst war es eine Gruppe von drei Studenten, und ich sprach zuerst über mich selbst und beantwortete dann ihre Fragen. Meine Antworten haben ihre Ansprüche dann höchstwahrscheinlich befriedigt. Ich sagte, die Ärzte hätten sich verschworen, dass eine junge Konkurrentin mir den Kerl ausspannte, und nicht, dass der Kerl mich gedemütigt und vergewaltigt hatte und verheimlichte, dass er verlobt sei. Es hieß, der Schuldige an ihrer Psychose soll ein Opfer der Umstände sein und nicht umgekehrt. Ich habe all diese Fakten irgendwie so zusammengetragen und es hat den Studenten super in den Kram gepasst.

Das zweite Mal waren die Studenten bereits ungefähr 10 Jahre alt. Wir versammelten uns auf Stühlen unter dem Kirschbaum und ein Student sah sogar eine Narbe an meinen Hals von einer Zystenoperation. Ich habe den Kerl mit meiner Antwort leider enttäuscht, da es eine Halszyste war, aber wir haben uns trotzdem gut unterhalten.

Ich verfolgte dann das Verhalten eines Patientenpaares, das mir verdächtig erschien. Ich erzählte ihnen die Tatsache, dass es in der Abteilung echte Spione gibt. Und die Studenten gingen zufrieden nach Hause.

Das dritte Mal saßen wir im Seminarraum, wo einmal im Monat Besuche beim Chefarzt gemacht werden. Ich habe die Studenten dort wahrscheinlich enttäuscht. Ich war schon fast gesund und meine Geschichten waren realistisch und langweilig.

19*** Die Therapien

A) Ergotherapie

Unter Ergotherapie stellte ich mir etwas anderes vor. Ich dachte, ich würde mit Ton arbeiten und diesen als Ersatz für diesen Typen, der mich in die Klapse gebracht hat, auf den Tisch schlagen. Zumindest durfte ich meine Musik mitbringen. Das Radio hatte nur diese schrecklichen kommerziellen Klänge anzubieten.

Die Klapsegenossen waren in schon in allen Räumen verstreut, viele webten langweilige Körbe. Aber ich war bereit für mehr, aber unter dieser beschissenen Mainstream-Mucke würde ich auch faul werden und ich wollte es allen hier wirklich zeigen, wer ich bin! Welche Ehre sie haben hier mit mir zu sein!

Ich legte die angekratzte aber treue CD-Scheibe ins Gerät und drückte auf die erforderlichen Knöpfe. Aber es ging kein Ton raus. Auf dem Bildschirm leuchtete auf "nicht lesbar". Nun ... Ich nahm die CD heraus, wischte sie mit meinem T-Shirt ab und legte sie ins Gerät.

Ein Ergotherapeut ... also der Mann, der gelangweilt zu sein schien und dumm diese alle Psychos beobachtete, fragte, was ich nun machen möchte: zeichnen, Holz schneiden, einen Korb weben ...

„Hör auf!“, schrie ich und begann plötzlich zu verstehen, was los war.

Dann passte alles zusammen ... diese Musik, diese Zombies, die mit Bleistiften auf Mandalas rum kritzeln ... sie verstecken hier talentierte Leute, die frei denken, so ist es! Sie lügen! Es gibt hier keine psychiatrische Behandlung ... und die sogenannten Patienten selbst werden von morgens bis abends mit primitiver Musik übergossen und somit gezwungen, ihren Intelligenzgrad zu senken bis zur vollständigen Degradierung. Und sie sagten, ich könnte meine CD abspielen, damit meine Wachsamkeit absinkt. Arschlöcher!

„Wie nett“, murmelte ich und drehte mich scharf um, um mich keiner Gehirnwäsche unterziehen zu lassen. Hier kann ich mich noch vielleicht irgendwie retten ... aber wie könnt ihr ... merkt ihr denn gar nichts?

„Das Weben von Körben ist unsere Empfehlung an alle. Sehr beruhigend. Oder möchten Sie etwas anderes ausprobieren? Sie haben noch eine halbe Stunde.“

Mir wurde klar, dass ich hier nicht bleiben werde. Ich brauche eine schnelle Entscheidung.

„Kann ich auf die Station gehen?“

„Alle werden in einer halben Stunde gehen. Können Sie versuchen, etwas anzufangen?“

Ich verstehe nun... sie würden mich nicht loslassen, um mich unter ihren Einfluss zu bekommen. Ich muss hier weg. Die Fenster sind mit Schlüsseln zugeschlossen. Sie versuchen bedingungslos, mich zu ihrem Zombie machen. Ich muss unerträglich werden. Ich schreie. Rege die Aufmerksamkeit an. Ich fange wieder an zu schreien und schlage meine Hände gegen die Tür. Der Therapeut ruft jemanden an. Nach drei Minuten meiner effektiven Hysterie kamen zwei Krankenpfleger, um mich abzuholen. Ich lächelte sie ruhig an und lasse mich von ihnen auf Station bringen. Ich erklärte dem Arzt, dass ich in die Abteilung gehen wollte, aber sie ließen mich nicht heraus. Und was für eine Therapie ist das, wenn alle dumm sitzen und tun, was sie wollen.

Jetzt müssen die anderen selbst überlegen, wie sie aus dieser Zombie-Werkstatt sich retten können.

B) Musiktherapie

Nach einem Monat Orfiril überdachte ich, was ich am Anfang alles angestellt hatte. Ich schämte mich über mein Verhalten, meine Gedanken, meine Pläne. Ich stürtzte mich auf das Essen. Jetzt esse ich zwei weiße Brötchen zum Frühstück statt eines und mehrere Portionen Schokoladenaufstriche. Dazu ein Ei und ein Pudding. Und in Milch getränkter Kaffee - 3 große Tassen. Nachmittags verschwanden viele Muffins nacheinander auch noch in meinen Hals. Es schien mir, dass ich bald meinen Penis beim Pinkeln nicht mehr sehen würde, während ich es mit der Hand unter dem Fett halte.

Heute Morgen habe ich beim Arztbesuch den letzten Tropfen der manischen Episode meiner Krankheit ausgeatmet. Am Nachmittag ging ich zur Musiktherapie. Und alles scheint wie immer zu sein - im Kreis „Wie geht es dir?". Und dann sich die Instrumente für die Improvisation aussuchen. Aber als es für jemanden nicht gut lief und er im Kreis darüber sprach, trat die Musik in den Hintergrund und alle außer dem Therapeuten waren wütend über das Ausgesprochene und waren recht unzufrieden und zischten, dass sie nicht wegen dieser

Heulsuse gekommen waren und jeder hier in dieser psychiatrischen Klinik für sich kämpft. Ich habe auch vor zwei Wochen so aufgedreht gezischt. Heute zischte man mich an. All meine Taten wegen der Manie strömten aus mir heraus, meine ganze Krankheitsgeschichte, all die Liebe zu der Frau, wegen der ich gebracht wurde... Viel mehr als peinlich!

Es gab an diesem Tag keine musikalische Improvisation. Die Patienten sahen mich so sauer an, als hätte ich ihre ganze Familie vergewaltigt und getötet. Ich erkannte mich auch nicht an im Spiegel. Es war über meinen Kräften.

Ich wollte nicht in die Welt mit gesunden Menschen zurückkehren, es war viel zu sehr peinlich.

Sie werden mich nicht sofort entlassen und während dieser Zeit werde ich herausfinden, wie ich leise und am wenigsten schmerzhaft mir das Leben nehme.

C) Physiotherapie

... und sie ist eigentlich die Sporttherapie. Auf geschlossenen Stationen zweimal pro Woche, auf offenen - drei.

Wir mussten ihn wortwörtlich aus dem Bett werfen. Ich verstehe alles, Medikamente ja, aber man kann früher ins Bett gehen. Es geht so aber nicht weiter.

In unserer Abteilung werden die gesundwerdenden Patienten in zwei Gruppen eingeteilt – eine blaue oder eine rote. Jeder Patient erhält einen entsprechenden Ausdruck mit seinem Therapieplan. Es gibt natürlich Therapien für alle. Zum Beispiel den Morgensport.

Wenn in unserer Klinik Menschen aus geschlossenen Stationen umziehen, sind sie bereits auf Villen unterteilt. Ja, wir haben die älteste Psychiatrie in Deutschland. Und die Villen stammen immer noch von diesen ersten Psychiatern. Wir haben also vier davon - für Psychotiker, für Menschen mit Substanzabhängigkeiten wie Drogen- oder Alkoholsucht, für Menschen mit Panikattacken ... ich habe die vierte vergessen, sorry.

Morgenübungen werden in einem großen Kreis auf dem Klinikgelände aller Patienten mit Krankheit oder Störung durchgeführt. In der Regel zeigt jeder Patient zu Beginn abwechselnd eine kurze Übung, der Rest wiederholt sie eine Minute lang. Dann zeigt der Therapeut den Rest. Nach dem Morgensport nehmen die Patienten die

Unterschrift des Therapeuten und gehen in unser „Minipool“, um knietief in das fast eiskalte Wasser zu gehen.

Er verschlief diese beiden Therapien ständig durch und meine Kollegen und ich begannen bereits zu vermuten, dass dies nicht nur Pillen, sondern auch Faulheit war. Wir kamen zu diesem Schluss, weil er auch nur rumsaß und sich den Sportunterricht ansah, während seine Gruppe mitten am Tag Volleyball spielte. Kein Therapeut konnte ihn zwingen, Volleyball oder Staffelläufe zu spielen. Aber wenn er nach der manischen Phase eine so schwere Depression hat, warum schicken ihn die Ärzte nicht zurück in die Geschlossene?

D) Spaziergänge mit dem Personal durch das Klinikgelände

Nach drei Wochen Manie-Qual durfte ich in Begleitung von medizinischem Personal auf das Klinikgelände herumlaufen. Ich erinnere mich mit Entsetzen an den ersten Spaziergang.

Ich habe überall Zeichen gesehen. Es war, als würde mir jemand etwas erzählen wollen. In dieser ersten Klinik gingen wir auch durch einen großen Parkplatz. Es war keine spezialisierte psychiatrische Klinik, sondern ein allgemeines Krankenhaus mit einer Abteilung.

Hier ist das Auto, und die Nummer ist die Initiale dieser Person, ebenso wie der Roller. Es ist klar, dass er Angst hat hier zu erscheinen, weil alle besonderen Geheimdienste angestiftet wurden, um nach ihm zu suchen, aber er möchte, dass ich weiß, dass er diese schwere Zeit mit mir zusammen durchmacht.

Wir gingen in den Hinterhof. Trotz der Kälte wuchsen dort noch irgendwie Rosen und es gab einen großen massiven Baum. Ich habe es herausgefunden - dies ist der gleiche Baum von diesem Foto auf Facebook! Und die Blumen auch. Klar, alles ist mir jetzt klar.

Dann gingen wir zur ehemaligen Schule, welche ich vom Fenster aus sah. Die Krankenschwester sagte, dass dies eine ehemalige Schule ist, die nach Yuri Gagarin benannt wurde. Sie wird wahrscheinlich abgerissen oder es wird eine neue Abteilung des Krankenhauses dort eröffnet.

Mein Gehirn konnte nicht in die Richtung klicken, dass es logisch ist. Wir befanden uns auf dem Territorium der ehemaligen DDR und die Namensgebung für diese Schule war mehr Regel, als Ausnahme. Ich entschied, dass es dort geheime Labors gab.

Ich kehrte mit dem Gedanken auf die Station zurück, dass die Sicherheitsdienste mich beschützten und ich ruhig schlafen konnte.

E) Der Tagesablauf

Wenn Sie auf eine Station kommen, sehen Sie das Tagesablaufprogramm. Sie sehen den Zeitplan der Therapien - von und bis wann. Besucher kommen zu dir, sehen sich eine saubere, brandneue Klinik an und denken: „Ich würde gerne so leben!“.

Nein, so würdest du nicht gerne leben. Wenn du dich in der manischen Phase befindest, bist du lustig oder verängstigt, lebst mit Feinden oder gegen dich geheimen Verbündeten zusammen, hast Angst und gerätst in Hysterie.

Wenn du von der manischen Phase zu Depressionen oder mehr oder weniger Gesundheit übergegangen bist, hast du auch Angst. Du lebst mit kranken, verrückten Wutanfällen der anderen Mitpatienten. Es spielt keine Rolle, dass ihr gerade die Rolle getauscht hat - du hast Angst, mit ihnen zusammen zu sein. Die geschlossene Station ist so - du kannst nicht weglaufen.

Jede der Therapien dauert 45 Minuten. Selbst wenn du an einem bestimmten Tag drei Therapien hast, weißt du nicht, wo du den Rest der Zeit verbringen sollst. Zwischen jeder Therapie mindestens eine Stunde. Arzttermin – 2 bis 10 Minuten. Du bist mit Leuten zusammen eingeschlossen, von denen du alles erwarten kannst.

Du kannst natürlich Freunde finden - gut. Ihr könnt jedoch nur ständig über ein Thema kommunizieren - das Thema psychische Erkrankungen: heute Morgen, heute Nachmittag, heute Abend und morgen genauso. Gleichzeitig versammeln sich Menschen in Gruppen und teilen sogar zu persönliche Informationen untereinander.

Meistens wird diese neue Freundschaft bei der Entlassung brechen. Niemand möchte sich daran erinnern, was in der Klinik und während der Krankheit allgemein passierte.

F) Stuhlkreis

Wieder diese Leute. Dieser ... wie hieß er? ... Ach.. spielt keine Rolle. Sie hat immer die Lippenwinkel nach unten in einem hässlichen Lächeln. Sie sieht mich an. Er denkt wahrscheinlich, dass ich nichts zum Anziehen habe. Ich kam im selben T-Shirt wie beim letzten Mal. Was für ein Fehler von mir, Scheiße! Und dieser Neue ... sieht auch nicht sehr zufrieden aus. Oh! Er ging durch alle gegebenen Augen im Stuhlkreis und sah mich länger, als die anderen, an.

„Guten Tag! Wer mich noch nicht kennt, mein Name ist Frau Buche, ich bin Psychologin auf dieser offenen Station. Mit mir hier in den Händen ist, wie immer, mein lieber Freund - ein weicher bunter Ball. Es ist nicht notwendig, nacheinander im Kreis zu sprechen, nur wer etwas sagen will. Eine Frage an alle: Wie fühlst du dich? Ich fühle mich gut, komme gerade von einem leckeren Frühstück mit den Kollegen. Und ihr? Wer wird anfangen?“

Sei bloß ruhig, Schlampe! Und du, du alter Idiot. Beim letzten Treffen haben die beiden die Geschichte ihrer Krankheit vollständig erzählt und auch über ihre Kindheit noch dazu.

Ich habe so Hunger. Und ich will schlafen.

Jetzt tauschen alle ihre Blicke aus. Jemand hat vielleicht noch etwas zu sagen. Aber jeder sitzt und denkt - ich bin sicher - jeder will essen und schlafen. Heute ist Gulaschsuppe, vielleicht mit Knödel.

Die Uhr an seiner Hand scheint zurückzugehen.

Ich schaue auf den Boden. Die Psychologin öffnet das Fenster. Setzt sich zurück. Gott, wann ist Mittagessen? Was sind das alles für unangenehme Augen!

Wir sitzen im Kreis. Absolut alles ist mir unangenehm. Alle waren schon hier und sagten etwas. Diese Inhalte waren mir überflüssig. Hebe diesen hässlichen Ball nicht auf!

Wann ist das Mittagessen schon ?!

Die Zeit geht zurück. Oh ... jetzt ein bisschen vorwärts.

„Niemand will etwas sagen? Seid nicht schüchtern! Nein? Gut. Ich danke allen! Schönes Wochenende.“

Großartig! Aber 20 Minuten früher Schluss… Was soll ich jetzt zu tun? Mittagessen erst in 25 Minuten, was soll ich denn tun mit dieser Zeit?

20*** Legasthenie

Die zwei erfolgreichsten Menschen in meinem Leben sind Legastheniker. Hier muss gesagt werden, dass es dabei nicht um eine psychiatrische Diagnose handelt, sondern um eine mentale Beeinträchtigung. In Deutschland ist dies seit Langem anerkannt und es ist für den betroffenen Menschen beinahe unmöglich, als Analphabeten einfach abzustufen und ihn deswegen zu demütigen. Ich erzähle dir von Alissa. Alissa wurde in Astana geboren, wuchs in einer Familie der Russlanddeutschen auf, ging zur Schule, spielte in der staatlichen Volleyballmannschaft und begann das Medizinstudium.

Schon in der Grundschule bemerkte sie eine gewisse Kuriosität bei sich - um lesen und schreiben zu können, brauchte sie viel mehr Zeit. Alissa war sehr gut in Mathematik, aber sie konnte bei Russisch und Kasachisch nur bei mündlichen Aufgaben mit der Klasse mithalten. Keine Nachhilfe war effektiv, aber ein Freund der Familie - ein Kinderarzt - wusste von dieser mentalen Beeinträchtigung und half, dies offiziell als Legasthenie anzuerkennen und Alissa die Chance zu geben, ihren

Abschluss in der Schule mit Ausgezeichnet abzuschließen und das Medizinstudium anzufangen.

Nach zwei perfekten Studienjahren kam aus Deutschland die Einladung für die Auswanderung nach Deutschland. Nach sechs Monaten Vorbereitungen und des Verkaufs von Immobilien zog die ganze Familie nach Dessau, wo Alissa, 22 Jahre alt, nach einem gründlichen Deutschkurs verstand, dass anstelle das plattdeutsche Dialekt aus Ekaterinas Zeiten, das die ganze Familie in Kasachstan immer noch sprach, nicht mehr aktuell ist, beschloss, sich an der Universität Halle für ein Medizinstudium zu bewerben. Zwei Jahre Studium konnten Alisa mit Studienkolleg und nur nach einer Ausbildung als Pflegerin für Pflegeheime etwas bringen. Die unfreundlichen Damen vom Arbeitsamt erklärten wie im Unisono, dass Alice nichts anderes erwartet, als Pflegerin weiterzuarbeiten. Zu dieser Zeit interessierte sich niemand dafür, warum genau sie nicht richtig schreiben und schnell lesen konnte. Während ihrer Ausbildung zur Assistentin in einem Pflegeheim, heiratete sie und bekam ihren ersten Sohn.

Der Ehemann war ein guter Schweißer und super Lebensfreund, aber er verstand aufrichtig nicht, warum seine Frau überhaupt studieren wollte, wenn sie jetzt schon einen festen Arbeitsplatz hatte. Er hat sich aber nicht zu sehr dagegen eingesetzt, als sie sich nach der Absage an der medizinischen Fakultät entschied, für ein politikwissenschaftliches Studium nach Halle zu gehen, obwohl die Reise nach Dessau und zurück genug aus dem Familienbudget nehmen würde.

Noch während eines zweijährigen Vorbereitungskurses für künftige Studenten mit Deutsch unter C1 wurde Alissa plötzlich wieder schwanger, brach jedoch das Studium nicht ab und bestand die Prüfungen zu einem Zeitpunkt, an dem jederzeit Kämpfe beginnen konnten.

Nach sechs Monaten nach der Geburt ihres jüngsten Sohnes begann Alissa mit 26 Jahren, Politikwissenschaft und Russistik zu studieren. So haben sich unsere Wege überkreuzt und sie wurde Zeugin meiner ersten Psychoseepisode, und obwohl wir uns damals gerade erst kennengelernt haben, entwickelte sich zwischen uns eine starke Freundschaft. Als ich aus dem Klinikum entlassen wurde, sprachen wir mehrmals und sie unterstützte mich und beriet mich zu allen Möglichkeiten, wie ich am besten mein Studium wieder aufnehme. Sie war bereits im Studierendenrat in einer hohen Position und sehr stark in der SPD in Dessau. Sie half Studenten mit geistigen und körperlichen Behinderungen, organisierte Selbsthilfetreffen, hörte konzentriert zu und überlegte sofort jegliche Behinderungen bzw. Beeinträchtigungen eine Hilfsmaßnahme. Heutzutage haben Studierende mit an der Universität Halle das Recht, verschiedene Unterstützung zu erhalten: Menschen mit Legasthenie und anderen psychischen Problemen - mehr Zeit für die Prüfung, einige Menschen mit geistigen Behinderungen schreiben Prüfungen in einem separaten Raum nur mit einem Professor und so weiter. Alles durch Alissas Kampfgeist.

Vor allem aber - dank Alissa gibt es an der Universität kein einziges Gebäude mehr, in welches ein Rollstuhlfahrer nicht hätte eintreten können. Im Moment arbeitet Alissa an einem Projekt, dank dessen ein Gebärdensprachdolmetscher in einen Hörsaal eingeladen wird, in dem ein gehörloser oder stummer Student registriert ist.

Aber zurück zum Lernen. Als wir eine der Prüfungen belegt hatten, lehnte eine Dozentin das Dokument, das Alisa als Nachweis der Beeinträchtigung abgeben wollte, scharf ab, weil sie Grammatikfehler bemerkte. Keines der Argumente über Legasthenie half, auch nicht ein Dokument eines Spezialisten. Alissa brauchte viel Zeit und Geld um mit Hilfe eines Anwalts ihr Recht wiederherzustellen.

Zu dieser Zeit war Alissa bereits eine öffentliche Persönlichkeit (großgeschrieben). Sie arbeitete erfolgreich an Projekten in einer sehr bedeutenden interkulturellen Organisation.

Auf meiner Facebook-Seite fing ich irgendwann mal an, über LGBT zu diskutieren. Meine deutschen und russischen Freunde griffen das Thema auf und es begann eine große Online-Debatte. Eine ziemlich flüchtige Bekannte begann Alissa zu beleidigen, Alissa sollte erst die Rechtschreibung lernen und sich dann in eine anständige Gesellschaft zu stürzen und irgendwelche Argumente zu schmieden. Ich war sofort auf 180 und ich fing an, alle Verdienste und Initiativen von Alissa runterzuschreiben und wie sie überall mit einem hohen

Gehalt angefleht wird, dass sie dort nur arbeiten soll. Dazu wird ihr oft eine eigene Assistenzkraft angeboten. Darauf schrieb diese Bekannte mit einer guten Schreibweise, dass Deutschland viel zu tolerant zu behinderten Menschen ist und sie halt künstlich überall hineinsteckt. Ich glaube, ich war vorher und nachher in meinem Leben noch nie so wütend.

Wenn ich Alissas Hausarbeiten las, musste ich sie wirklich nach paar Sätzen mehrmals sorgfältig lesen und mich nochmal erkundigen, da in den meisten Fällen ein Wort aus 5 Buchstaben immer 1 bis 2 Fehler enthielt, was mich nicht immer die Bedeutung des gesamten Satzes verstehen ließ. Aber die Qualität der Arbeit, ihre wissenschaftlichen Komponente, kritische Analyse des Themas, die Argumente und der Text als Ganzes waren viel besser als meine.

Alissa hat jetzt mehrere verantwortliche Posten, aber sie lehnte die Chance es erstmal ab, als Abgeordnete in den Berliner Bundestag gewählt zu werden zugunsten ihrer Kinder, um mehr für sie da zu sein. Sie baut mit ihrem Mann ein Haus, sie ist immer müde, aber glücklich. Ich bin stolz auf sie und sie inspiriert mich für so Vieles!.

21*** Der Weg von der Nachgeburtsdepression in die Schizophrenie

Regina flog wortwörtlich glücklich aus dem Zimmer, wo ein Ärztekollegium heute die Patienten empfing. Sie flatterte heraus und umarmte mich in voller Freude. Ich ließ es zu und gratulierte ihr.

Ich gratulierte Regina, dass sie endlich einen Schritt weiter ist, sie darf in den Hinterhof ohne Personalbegleitung.

Und somit hat sie in mir gleich eine Freundin gefunden. Ich erzählte ihr von meinem Freund, der in Russland lebte, dem berühmten Rockmusiker, mit dem wir schon im Mai eine Hochzeit planen.

Und sie erzählte mir von ihrem Lebensgefährten. Er kommt aus einem afrikanischen Land, aber jetzt haben sie drei Kinder gemeinsam. Bei der Geburt von Zwillingen wurde bei ihr eine postnatale Depression diagnostiziert. Sie lag im Bett und konnte nichts tun. Der Mann tat, was er konnte, aber am Ende wurde sie bald wieder schwanger und ertrug gerade noch so einen anderen Sohn in ihrem Bauch.

Sie konnte nicht mehr das Quietschen der Kinder hören, sogar bis zur Übelkeit. Einmal wurde sie unwissentlich von ihrem Ehemann aufgefangen geworden, als sie die Kinder mit etwas Schwerem zu bewerfen versuchte. Er rief einen Krankenwagen und sie brachten sie auf die Station.

Jetzt ging es ihr viel besser, aber als sie krempelte am fünften Tag der Freundschaft die Ärmel des T-Shirts hochzog und ich sah gleichmäßige Schnitte entlang der Schulter.

„Das liegt an meinem Ex und unserem gemeinsamen Sohn. Erster schlug mich jedes Mal fast tot, dann noch auch unseren Sohn. Ich konnte nichts machen. Ich erinnere mich nicht einmal, wie ich auf wundersame Weise ihm damals entkommen bin. Ich floh zur Polizei und er ist jetzt im Gefängnis. Und als Marcus 16 wurde, fing er an mit Drogen. Ich wusste nicht, was ich tun sollte. Er begann mich auszurauben. Ich nahm ein Messer und schnitt mich unter der Dusche. Das war hervorragend. Aber du sagst es niemandem, ich habe es den Ärzten nicht erzählt."

22*** Harry Potter, warum sprichst du durch die Nase?

A) 2014

Wir saßen im Esszimmer. Einmal alle zwei Wochen und saßen alle Ärzte, der Chefarzt, der Klinikdirektor und die Krankenpflege zusammen in einem Seminarraum hinter dem Esszimmer. Die Reihenfolge der Patientenanrufe war jedes Mal unterschiedlich, sodass niemand aufs Zimmer gehen konnte. Heute haben sie am Ende die Namen im Rückwerts-Alphabet gerufen.

Ein neuer Patient mit einem Aussehen à la Harry Potter wurde letzte Nacht gebracht. Beide Handgelenke waren mit weißem Band verbunden. Er wurde zuerst aufgerufen. Fünf Minuten später ging er schon wieder raus und setzte sich zu mir. Ich hatte nichts dagegen zu plaudern, weil er einen Nachnamen, wie einer der Patienten aus einer anderen Klinik, hatte. Und ich natürlich davon überzeugt war, dass sie verwandt waren.

„Ich bin Martin"

„Catherine, sehr angenehm. Warum bist du Müde vom Leben? Warum die Bänder?"

„Nein, ich bin überhaupt nicht müde. Die Ärzte sagten, ich habe eine schwere Psychose und sie werden mich hier für längere Zeit behalten. Ich bin so glücklich. So froh! Je länger sie mich isolieren, desto weniger habe ich Angst vor meinem Chef."

„Er hat dich unterdrückt? Beschimpft? Warum hast du Angst vor ihm?"

„Er kann meine Gedanken lesen und kontrollieren. Er sagte mir durch mein Gehirn, was ich tun sollte! Er hat eine Bombe in mein Haus versteckt, ich konnte sie nicht finden. Jetzt bin ich nicht mehr dort. Und er wird nicht hierherkommen. Er kontrollierte meine Gedanken und beobachtete mich. Er stellte Kameras in meinem Haus auf und sah mir zu wie ich Kinderpornografie gucke. Auch auf Arbeit erzählte er allen davon und auf der Straße weiß jeder schon davon. Und ich wollte mich nicht umbringen. Ich schnitt die Venen durch und rief sofort den Krankenwagen.

B) 2016

Ich wurde auf die offene Station verlegt. Das dritte Mal war es nicht so schwierig, den Scham und die Schande der manischen Phase zu bekennen. Natürlich sollte ich dies und das nicht tun, und insbesondere keine Kontakte zu einigen Menschen aufzunehmen und dem Schuldigen meiner Krankheit schon überhaupt nicht... aber die Schamgefühle kommen immer wieder. Bei der nächsten Episode werde ich einfach ein Gespräch mit denjenigen führen und mich entschuldigen. Oder ich werde mich doch nicht entschuldigen. Es ist sehr schwer.

Mit diesen Gedanken marschierte ich mit zwei Taschen zur Villa, wo ich mich von der manischen Phase der Psychose erholte. Als ich durch das Esszimmer ging, sah ich ... Harry Potter. Das gleiche Martin von meiner letzten „Klapse-Time".

„Hallo, ich bin Catherine. Wir kennen uns schon! 2014 waren wir beide bei Maniros."

„Ja, ich erinnere mich. Hallo!" Harry schüttelte meine Hand. Ich dachte, es kam mir nur vor.

Aus dem Schwesternzimmer kam ein anderer Mann mit einer seltsamen Mütze und Sweatshirt und begann ein Gespräch mit „Harry":

„Du hast das Therapieblatt nicht eingereicht. Schwester Antje besteht darauf und lässt außerdem ausrichten, dass wirklich jeder pünktlich zum Abendessen zurückkehren sollte!“

„Aber ich kann nicht. Ich weiß nicht, wo dieses Blatt ist. Sag es ihr.“, Harry antwortete genauso langsam und richtig wie durch die Nase, fast unverständlich.

„Sag ihr es selbst…. Und… wer bist du? Hi, ich bin Steve.“ Der Typ lächelte mich an.

„Catherine", sagte ich und ging zu den Schwestern.

In meinem Kopf brach ich in Tränen aus und verschüttete diesen Regen über diese Villa. Was ist mit dir passiert, Harry? Warum bist du so?

23*** Paranoia

A) Der taube alte Mann als STASI-Spion

Hallo Dina! Hallo! Du rufst mich zurück, sonst muss ich hier Münzen reinwerfen. Eingehende sind hier kostenlos. Ja, danke. Ich warte.

Ja, hallo. Ja, alles ok bei mir. Wie geht es dir? Ich fing an, Porträts meiner Kommilitonin bei der Ergotherapie zu zeichnen. Denk daran, was damals passiert ist. In einer Zeichnung lebt sie und in einer anderen ist sie bereits tot.

Was sagst du? Nein, ich denke darüber nach, die Bilder zu ihren Eltern nach Mazedonien zu schicken. Ich habe einen Bekannten, ihren Ex-Freund, den Piloten. Sie waren auch nach ihrer Beziehung gute Freunde. Ich werde die Zeichnungen mit ihm mitschicken, er steht immer noch mit ihren Eltern im Kontakt.

Warte, es ist wichtig, dass ich es dir sage. Aber ich werde flüstern oder sehr leise sprechen. Hör zu ...

Jemand hat einen ganz alten Typ hierhergebracht. Jeder sagt, er sei taub. Das habe ich auch am Anfang geglaubt. Er tat mir leid. Er wollte immer mit den Krankenschwestern sprechen, und sie hatten nicht immer

Zeit. Also fing ich an, mit ihm durch die Station zu laufen und ihm Tee einzuschenken. Damals wusste ich nicht, wer es war. Dies wurde später klar.

Er war einer von StaSi in der sogenannten politischen Intelligenz der DDR! Anscheinend schon zu alt für die Aufgaben und macht alles aus Gewohnheit. Er wartet darauf, dass die Schwestern beschäftigt sind und geht in alle Patientenzimmer. Er geht an die persönlichen Gegenstände der Patienten und klaut immer etwas. Ich sah aus seiner Hosentasche eine Zigarre stecken, die er bei Werner geklaut hat. Er raucht nicht, er braucht Proben. Das heißt, es ist nicht für ihn, er ist eindeutig im Ruhestand, aber für jemandem… der noch im Dienst ist.

Gestern bin ich aufgewacht, weil er im Schlaf über meinem Bett stand und etwas wollte. Ich hatte es nicht geschafft zu schreien, als Pfleger ins Zimmer rannten und ihn wegbrachten.

Ich bin sicher - er ist Spanier!

B) Du hast meine Papier-Kraniche gestohlen oder wer brachte meine Kommilitonin um

Hallo Anja! Hörst du mich? Kannst du zurückrufen, sonst muss ich Münzen werfen. Ja, danke!

Hallo, hallo! Hörst du? Ja, mir geht es gut. Ich muss nur noch eine Person ins Gefängnis bringen. Hier ist der Mörder meiner Kommilitonin. Derjenige, der sie nachts im Park getötet und vergewaltigt hat, erinnerst du dich? Winter 2014! Ja.

Er ist hier auf der Station. Woher weiß ich das? Durch mein eigenes Verhalten untersuche ich ihn sorgfältig. Und er testet mich. Er hat mich heute beschuldigt, seine Kraniche gestohlen zu haben. Er versucht mich aggressiv und beharrlich zu verfolgen. Aber ich halte natürlich durch! Und ich selbst habe ihn heute provoziert! Er durfte nicht einmal Ergotherapie dann mitmachen.

Zum Frühstück holte Frau Müller die Serviertabletts auf einem Wagen heraus. Der Mörder musste von der anderen Seite gehen. Ich habe absichtlich meine Schulter so gestellt und er ging voll mit Nerven und schlug mich mit seiner eigenen Schulter. Ich fing sofort an zu schreien, dass er mich angegriffen hat! Ich werde ihn mehrmals noch daran erinnern, was er ist, verdammter Mörder!

C) Überwachung und Spaziergänge auf Station

„Schau mal, folgt er mir?“

„Warum denkst du das?“

„Schau, er geht die ganze Zeit hinter uns durch die ganze Station.“

„Es ist schon fast die Nacht. Es ist es so klar, er geht wie wir auf der Station hin und her wie wir, nirgendwohin.“

„Nein, nein, er geht immer hinter mir und verfolgt mich."

24*Silvester und die hysterische Marlies**

Am frühen Morgen verließ ein schönes, aber sehr krankes, Mädchen ihr Zimmer. In dieser Nacht sah sie auf die Uhr und weinte. Sie schlief vor dem Beginn des Neujahres ein, weil sie am Tisch mit Patienten von der offenen Station gebeten wurde, auf ihr Zimmer zurückzugehen, und bekam zusätzliche Medikamente zur Beruhigung. In dieser Nacht erkannte sie nach einem Monat im Klinikum, wer sie ist, wo sie ist und dass Hitler und sein Sohn nicht in ihrem Wohnblock leben, und vor allem fragte ER - die größte Liebe ihres Lebens - nicht einmal nach ihrem Zustand. Ihre Mutter sagte somit die Wahrheit. Die Uhr tickte heftig, aber die Tablette ´wirkte nach einer halben Stunde. Ein friedlicher Ausdruck war auf ihrem Gesicht, aber morgens erwachte sie wieder mit diesen schlimmen Erkenntnissen.

Es gab keine Toilette in ihrem Einzelzimmer, aber sie war in der direkten Reichweite im Korridor.

Das Mädchen wachte auf, bevor sie zum Frühstück musste, denn im Korridor schrie eine Frau mit betrunkener Stimme eines Kettenrauchers. Das machte dem Mädchen eine große Angst. Sie musste aber trotzdem raus.

Eine Frau stand vor dem Glas ins Schwesterzimmer und schrie etwas Unverständliches. Und plötzlich drehte sie sich zu dem schönen Mädchen um und ging direkt auf sie zu und schrie:

„Du bist genau wie ich! Du siehst aus wie ich! Du bist ich!“

Dann sprang eine Krankenschwester hinter einer Glastür zwischen der Frau und dem Mädchen und lenkte die Aufmerksamkeit der Frau auf sich. Das Mädchen schaffte es, in die Toilette zu gelangen und dann sogar schnell in ihr Zimmer danach zu springen und sich darin zu schließen.

Sie verließ ab dem Moment den Raum kaum und bat darum, ihr dorthin das Essen zu bringen. Sie verstand - diese hässliche Frau hat Recht. Sie sind gleich, und sie hat sich auch so auf der Straße genauso verhalten. Das ist alles. Es ist unmöglich zu leben. Wie wird sie an die Universität zurückkehren, wenn sich alle daran erinnern, wie wild sie zu rumgeschrien hat. Was für eine Schande!

Sie warf alle Materialien und Kopien, die sie mit Hysterie von ihrer Mutter erlkämpft hatte, indem sie ihre saubere Kleidung und Unterwäsche auf sie zu warf. Alles war das gleiche wie jetzt bei dieser Frau. Das Mädchen erkannte, dass als mehr als vier Personen zu ihr bei der Visite mit einem Arztbesuch auf ihre Station kamen, es keine Spione unter denen gab… und sie hat sie mit einem wilden Geschrei vertrieben. Und vor allem - das gesamte alte Hebräisch, von dem sie glaubte, es jeden Tag gelernt zu haben - wurde beiseitegelegt. In allen Fächern kamen ihre Kommilitonen unmöglich viel weiter. Und während ihrer islamischen Studien wurde das Buch von vorne bis hinten mit Markern bemalt. Der Kopf war leer.

Das Mädchen hörte auf, den Raum zu verlassen, ohne in die Toilette zu müssen. Die Krankenschwester, die offenbar beschloss, sie aufzumuntern, sagte, dass diese Frau ihre Medikamente einfach nicht eingenommen hat, welche ihr verschrieben wurden, sodass sie sehr oft hier reinkommt.

Das Mädchen hörte auf, sich umzuziehen und zog nimmer ihren Schlafanzug aus. Sie hörte auf die Haare zu kämmen und sich zu schminken. Und als eine Woche später der Chefarzt zu Besuch kam, sagte sie:

„Ich verstehe, ich bin krank, helfen Sie mir, ich weiß nicht wie ...“

Zu diesem Zeitpunkt war die geschlossene Station überfüllt, und der Chefarzt ordnete an, sie am selben Tag sofort in die offene zu verlegen. Das Mädchen sah sich um und schob ihr Bett durch die Tür. Es gab keine hysterische Frau in der Offenen.

Einen Monat später, beim Frühstück, sprachen die Patienten über dasselbe - immer über das Wetter. Auf dieser Station wurde beschlossen, die Verantwortlichkeiten zu teilen. Der demokratisch gewählte Älteste auf der Station gab das Datum und den Tag bekannt, welche Therapien heute für diejenigen gelten, die sie auf der persönlichen Liste haben, und kündigte auch an, dass heute dieser und dieser Patient für die und die Produkte in den Supermarkt gehen und, dass sie den Kassenzettel danach nicht vergessen. Überprüft werden muss auch, welche Patienten heute unter Aufsicht eines Ergotherapeuten einen leicht zu backenden Pflaumenkuchen machen.

Der Gewählte atmete aus und setzte sich wieder hin, um auf dem wohlverdienten Brot Butter zu schmieren. Aber dann hörte er hinter einer Patientin das schon bekannte Geschrei. Die hässliche Frau entkam den Händen der

Krankenschwester und rannte zum großen Topfbaum. Ein großer und starker Krankenpfleger Jörg rannte aus der Glastür in die offene Station und legte die Frau halb auf die Tischtennisplatte. Alle Patienten bedeckten ihre Ohren mit den Händen.

Entgegen den Erwartungen wurde die Frau auf der offenen Station eingewiesen. Sie belästigte alle und hielt oft unverständliche Reden. Sie roch nach billigem Tabak. Nach einiger Zeit erkannte sie das sich verändertes und nicht mehr schönes fettes Mädchen und begann zu fragen, warum sie so traurig war und nicht, warum sie damals von ihr davonlief. Das Mädchen wollte so gerne schreien, weglaufen, um Hilfe bitten, aber sie konnte es nicht tun. Zyprexa wirkte bereits in vollem Gang.

Die Ärzte schlugen vor, dass sie wieder anfangen sollte zu studieren, da bald ein neues Semester kommt und es möglich sein würde, wieder zu studieren. Zu dieser Zeit interessierte sie sich jedoch nur für die Möglichkeit, ohne große Anstrengung und Schmerzen zu sterben.

25*** Die ständig schreienden Patienten

A) Ohne Zähne, Schreiende, Rauchende

Wir wecken Patienten um halb acht, aber heute mussten wir sie nicht wecken. Um fünf vor sieben brachten sie sie wieder. Sie versuchte nicht sich zu entbinden, aber sie schrie in unverständlichen Tönen mit tierischer Stimme. Sprechen konnte sie noch nie. Nur Geräusche. Wir haben ihr ein Beruhigungsmittel injiziert.

Gegen Mittag verließ sie ihr Zimmer und ging durch die Station, schrie schon etwas leiser. Ja, und die Patienten sahen, dass keine Gefahr bestand, und umgingen sie einfach. Aber nicht alle.

Das dunkelhäutige Mädchen aus dem fünften Zimmer kannte sie schon gut. Die Faulheit des Schreiens überraschte sie nicht, sie sprach sogar mit ihr. Vor einem Jahr waren sie auf demselben Zimmer.

Bei anderen Patienten verursachte sie je nach Stadium und Schwere der Krankheit Verwirrung oder sogar Ablehnung, nur diese ihre vertraute Patientin verachtete sie nicht, sie setzte sich mit ihr sogar an den Tisch.

Suppe und anderes Essen kamen oft aus der unmündigen Patientin sofort wieder auf den Teller oder auf den Tisch, weil es nicht möglich war, wild zu schreien und das Besteck zu verwenden. Zähne gab es kaum, gesunde dabei gar nicht.

Nach dem Essen rauchte die schreiende Frau gern. Es war auch für die anderen Raucher im Raucherzimmer schwierig zu verstehen. Sie wand sich oft an andere Raucher, um das hängende gefahrlose Feuerzeug zu durchreichen, als es benötigt wurde. Normale Feuerzeuge sind verboten, aber es gibt diesen speziellen sicheren Zünder. Sie kannte den dort sich befindenden Patienten nicht und verstand auch nicht, was danach passierte. Normalerweise wusste jeder, dass sie raucht und sie bat ihr den Zünder es selber an. Aber jetzt kannte sie niemand in diesem Raum.

Sie dachte nicht daran, die Wirkung des Feuerzeugs aufgrund der vorzuzeigen und begann sich einem der Patienten zu nähern, indem sie ihn mit ihrem schrecklichen Geräusch anschrie.

Als der Patient ihre Bitte nicht verstand, beschloss die Frau, näher zu kommen und besser zu erklären… mit noch mehr unverständlichem Geschrei.

Der Patient lief panisch aus dem Raucherzimmer hinaus und begann panisch auf uns ins Glas zu klopfen und zu schreien, dass er angegriffen wurde. Als die Unmündige verärgert war und anscheinend (logischerweise) dachte, dass sie hässlich war und er deswegen Angst vor ihr hatte, begann sie laut zu stampfen und ihre Geräusche in einer schon ganz anderen Frequenz und Dezibel herauszuholen.

Es war nicht möglich, dem Mann zu erklären, dass sie einfach nach dem Feuerzeug fragen wollte. Wir beruhigten sie mit einer Spritze, als klar wurde, dass es ihr nicht genügen würde, nur einen Stuhl um sich zu werfen.

Wir wollten anbieten, sie auf eine andere geschlossene Station zu überführen, aber einen Tag später kamen ihre Eltern wieder und brachten sie mit dem Recht der Erziehungsberechtigten nach Hause. Eltern haben dies Praxis bereits viele Male praktiziert: Wenn es der Tochter schlecht geht, bringen sie diese ins Klinikum, wenn sie sich besser fühlt, nehmen sie die Tochter gegen des ärztlichen Rates mit nach Hause, wo sie keine

Medikamente einnimmt. Als Folge setzt die Psychose fort, sie bringen sie wieder ab zurück und beschweren sich bei unseren Ärzten, dass sie wieder unerträglich und noch krank ist.

B) Die an den Stuhl gebundene alte Frau

In Krankenhäusern, in denen die psychiatrischen Stationen eher nicht nach Art der Krankheit aufgeteilt sind, muss man sich oft noch schlimmer ertragen und jede Hoffnung auf eine Rückkehr zu einem „normalen" Leben zunichtemachen.

Solche Gefühle und Wunsch zu töten verursachen alte Frauen sehr, mit allen anderen Krankheiten in einem Strauß. Es saß auch ein alter Herr an einem Tisch und rief alle zusammen und bat den ganzen Tag durch, ihm über eine Art Zwiebelblüten im Abendessensalat zu schneiden. Wenn man um ihn herumgeht und so tut, als würde man nichts hören, würde er schnell jemanden anderen finden, manchmal auch jemanden in der anderen Fantasie.

Alte Damen waren ein lautes Entsetzen. In Schläfrigkeit verstreuten sie ihre Speichel, es floss durch das Esszimmer, verstreute auch ihren Mittags-Brei und schrien die Tage lang durch die ganze Station durch:

„SCHWESTER! SCHWESTER !!! ". Es war so laut, dass auch in den hintersten Patientenzimmern niemand einschlafen konnte. Keine der Krankenschwestern ging zu der heiseren, rauchigen Stimme und ihrer Besitzerin. Es war der vierte Tag. Alle Patienten liefen zunächst selbst abwechselnd zu dem Pflegepersonal, aber es wurde allen wurde gesagt, dass dies so weiter gehen wird. Sie wird schreien und irgendwann aufhören - das Personal hat sehr viel wichtigere Aufgaben und ihre Anwesenheit in der Nähe dieses schmutzigen Körpers wird nichts ändern – nur das Nötigste.

26*** Zu spät zum Psychologen.

A) Sie brauchen einen anderen Spezialisten

Viele Menschen lieben es, andere des Lebens zu belehren. Besonders, wenn ein bereits gesund werdender Psychotiker, der die schlimmste manische Phase bereits überlebt hat und in die sich die depressive Phase "verrostet" hat, zu einem Psychologen geschickt wird. Es ist so, wenn eine Person depressiv ist (klinisch und nicht im alltäglichen Sinne), dann neigt sie dazu, den gesunden Menschen zuzuhören. Schließlich wissen sie ja wie man zu leben hat - sie tun es!

Sylvia stand den dritten Monat nicht aus dem Bett auf. Obwohl, doch – sie stand auf zwecks auf die Toilette. Sie war nach ihrer ersten Episode in einem tiefen Schock. Sie sah alles anders, besonders die Stimmen, die ihre Imperative direkt zu ihren Ohren sprachen und weitere Halluzinationen hatte, die so real waren… und jetzt kann sie nicht mal dem eigenen Fühlen, Sehen, Riechen vertrauen.

Es stellte sich die ganze Welt auf den Kopf. Zuvor besuchte sie, wie sie sich als aufrichtige Christin betrachtete, regelmäßig die Gottesdienste. Als sie die

Geräuschen von Schreien und Flüstern, hörte, verstand Sylvia - dies waren keine göttlichen Botschaften an sie als Auserwählte, sondern einfach Chemie in ihrem Kopf. Grund: Burnout bei der Arbeit.

Sie lag und konnte nicht weinen. Sie konnte nicht lachen. Sie wurde wie zu einem Stück Gemüse, das niemand kauft, weil man sehen kann, dass er anfing zu faulen.

Sie wurde umsorgt - Eltern brachten Schokolade und andere Süßigkeiten ans Bett. Nur dies verursachte zu dem Zeitpunkt der Absorption einen Funken in den Augen.

Alle Verwandten versammelten sich durch Skype und Telefon. Fürsorglich vereinbarten sie sogar einen Termin mit einem privaten Psychologen für die kommende Woche, was in Deutschland fast unmöglich ist.

Sie kündigten dies Sylvia an, dies zur Kenntnis zu nehmen. Sie sagte ja, damit sie nur weggehen.

Es war für den frühen Morgen geplant - um acht Uhr morgens war es unmöglich aufzustehen. Aber Sylvia wurde ins Auto reingeprügelt und wurde zur nötigen Adresse gebracht.

Auf dem hoch geschätzten Sofa bat sie der Verhaltens-Psychologe, über ihr Problem zu sprechen. Sylvia hat mit großem angefangen, die gesamte Geschichte ihrer Krankheit abgeladen. Der Psychologe nickte und machte sich Notizen. Als die junge Frau fertig war, gab der Spezialist Folgendes heraus:

- Sie brauchen nicht mich hier, Sie brauchen einen Psychologen in psychiatrischen Kliniken.

Alle möglichen mentalen Schmerzen blieben wie in diesem Raum verschmiert. Warum hat er zu Ende erzählen lassen? Die Wunde hat doch erst gerade so angefangen zu heilen... Sylvia stand auf, verabschiedete sich und rief die psychiatrische Klinik an. Dort wurde sie für den Anfang nächsten Jahres an die dortige Psychologin aufgenommen.

Der Sommer war in vollem Gange.

<u>B) Damit kann ich Ihnen nicht helfen, lassen Sie uns was anderes machen</u>

Ich glaube nicht an Psychologen. Im Jahr 2016 erhielt ich eine Sitzung von acht Sitzungen mit einer Psychologin, mit der mehrere Mitpatienten sehr zufrieden waren. Einmal alle anderthalb bis zwei Wochen saß ich bei ihr im Büro.

Frau Kersten-Kurze ließ mich zunächst aussprechen. Ich fühlte mich schlecht und schämte mich für das, was ich in einer aktiven psychotischen Phase an eine Frau schrieb, das mit dem Schuldigen meiner Krankheit verheiratet ist. Ich habe ihr totalen Unsinn geschrieben. Der Scham dafür frisst mich immer noch.

Beim dritten Mal dieser Erzählung sagte die Psychologin: "Hören Sie auf, sich deswegen Sorgen zu machen und darüber nachzudenken!". Und brachte Argumente, die aussahen wie die nicht psychologisch ausgebildeten Leute von überall, die unwissend und dumm sind, die sagten, dass ich nach der Vergewaltigung aufstehen musste und stolz das durch und durch nasse T-Shirt voller Sperma und meinen blau-roten Körper sofort zur Polizei tragen musste, um klar zu kommen und alles über den Fall zu erzählen.

Bei anderen Treffen wollte sie nicht über das Thema, das sie schon störte, sprechen und begann über die Nuancen meiner Krankheit zu sprechen. Ich gab ihr die Freiheit, mir zu sagen, was ich bereits alles weiß. Ich werde definitiv nicht mehr zu einem Psychologen gehen und einem vertrauen.

27*** Zwei Freundinnen und ihre Unterstützung

A) Xenia

Sie ist die adäquateste von allen meiner Freunde. Ja, sie hatte es schwer, ein großes Opfer unseres gemeinsamen Bekannten zu werden und dadurch zu erkranken. Aber sie hat es überlebt. Ja, sie erinnert sich manchmal an ihn, aber nur im schlechten Sinne. Im guten Sinne erinnert sich aber noch häufiger an ihren Ex-Freund. Sie träumt von ihm und es sind erotische Träume.

Ich erzählte ihr deswegen mit ruhiger Seele von meiner Kommunikation mit diesem gemeinsamen Bekannten vor etwa einem Jahr. Aber da etwas ist schiefgelaufen.

Dieser Bekannte schrieb mir, dass meine Freundin fett und verrückt sei, dass sie ihn verfolgte und dass ich mich von ihr fernhalten soll. Ich hätte nicht gedacht, dass es sie jetzt, nachdem die Geschichte schon 5 Jahre her war, dass es sie so beunruhigen würde.

Natürlich, der Grund, warum sie psychotisch wurde und später Fetttabletten einnahm, trafen sehr ihr Selbstbewusstsein. ABER!

Ich dachte, sie wäre stark. Aber es stellte sich heraus - nicht wirklich.

Ich selbst glaube an Vadim Zeland's "Transsurfing der Realität". Um erfolgreich zu sein, muss man es sehr und leidenschaftlich in der innerlichen Manifestation wünschen. Ich dachte, sie selbst kam auch dazu, dass es keine Zufälle gab, dieses Schicksal ... Aber am Ende stellte sich heraus, dass diese Krankheit sie zu schweren Halluzinationen führte und ich gezwungen war, unsere Freundschaft einfach zu brechen. Ich hatte einfach zu viel.

Zuerst bat sie mich sie auf die Straße zu bringen um ein Lied zu singen, das sie selbst geschrieben hatte. Dann überzeugte sie mich, mich bei diesem Bekannten entschuldigen dafür, dass ich ihn vor mehr als 10 Jahren mit seinem besten Freund betrogen hatte.

Sie war so überzeugend und ich habe es alles aufrichtig geglaubt. Sie schrieb an seine Frau und schickte mir einen Screenshot. Aber selbst dann verstand ich nicht, warum sie mich ein paar Tage später aus einer psychiatrischen Klinik anrief und sagte, sie müsse vor ihren Eltern davonlaufen, weil sie nicht akzeptieren würden, dass Artem für nichts verantwortlich sei.

Ich kam, um sie zu besuchen. Wir saßen auf einer Decke im Hinterhof der Abteilung und unterhielten uns wie immer…wie immer halt.

Sie beschwerte sich, dass sie zu einer Konferenz bald fahren müsse und, dass die Ärzte sie nicht dafür entlassen würden. Sie erzählte, wie wichtig es für sie sei, dort zu sein, welche hohen Politiker anwesend sein würden. Ich habe es geglaubt, weil es wahrscheinlich war mit ihren Aktivitäten. Sie sah gesund aus.

Elena, unsere gemeinsame Freundin, versuchte mich dagegen zu überzeugen. Sie sagte, ich sollte besser nachlesen, was Psychose ist.

Diese Situation begann mich zu nerven, und noch mehr, als ihre kranken Eltern anfingen, mich anzurufen und mich unter Tränen zu bitten, sie morgen nicht aus dem Krankenhaus für die Fahrt zur Konferenz abzuholen. Ich war verwirrt.

Am nächsten Morgen vor der verabredeten Abholzeit rief ich im Krankenhaus an und sagte, ich kann sie nicht kommen, als das Krankenhaus zu verlassen. Irgendetwas war komisch, aber ich dachte, dass nur gesunde Menschen von dort entlassen würden, und fand heraus, warum.

Dieses Telefongespräch traf mich noch mehr. Die Freundin begann den Druck auf mich auszuüben und sagte, dass sie mir immer geholfen habe. Und jetzt kann sich wohl nicht auf mich verlassen.

Ich ging damals doch in die Psychiatrie, um zu tun, was ich versprochen hatte. Wir haben alles gepackt und ich habe sie nach Hause gebracht.

Am nächsten Morgen ergoss sich ein Eimer Scheiße auf mich. Ich habe nicht verstanden, warum und wofür. Es war eine obszöne Sprache, die auf unhöfliche Weise obskure Anschuldigungen übertrug.

Dann konnte ich nicht mehr. Ich habe diesen scheinbar unglücklichen Kontakt mit der Person abgebrochen, die mir zwar immer geholfen hat, als ich gefragt habe, aber das kann ich nicht weiter. Und das werde ich nicht. Mein Leben nahm erst kürzlich Gestalt an. Ich habe einen geliebten Mann an meiner Seite und möchte das Negative in unsere Beziehung nicht miteinbringen.

B) Elena

Elena hat uns verstanden. Wir haben viel über die Krankheit unserer Tochter gesprochen. Manchmal sprachen sie stundenlang am Telefon. Wir konnten aber keinen solchen Kontakt mit Xenia herstellen. Sie hatte keine Erfahrung mit Victoria in diesem Zustand zu kommunizieren und sie nahm den ganzen kranken Unsinn ernst. Sie dachte, dass sie ihr helfen würde.

Elena fand immer eine Annäherung an Victoria und reagierte mit Verständnis auf die Bilder, die sie in diesem Zustand gemalt hatte.

Wir haben Elena gebeten mit Xenia zu sprechen.

Wir konnten uns auf Elena verlassen - sie gab uns alle Informationen über die Pläne unserer kranken Tochter, während sie mich beschuldigte, dass die Ärzte ihr zum ersten Mal, als sie an einer akuten Psychose litt, einige Pillen gaben, von welchen sie eine Fehlgeburt hätte.

Wir verloren dann den Kontakt zu ihr und Elena ging ins Klinikum und erzählte uns, wie die Behandlung verlief.

Wir sind ihr sehr dankbar.

28*Warum erzählst du das allen?**

Warum hast du so lange keinen Lebenspartner?

In diesem Kapitel schreibe ich und gebe zu, dass es in meinem eigenen Namen ist, nicht in die Leben anderer Leute eingreift und es wird nicht nicht versucht sich selbst, in Geschichten über über andere Menschen, zu verstecken. Mein Buch – meine Regeln. Sie sind sofort nach dem Durchlesen des Inhaltsverzeichnisses hierher geflippt - ausgezeichnet!

Ich glaube aufrichtig, dass jeder von uns mindestens so richtig brutal verarscht wurde, sodass wir erstmal geschockt als die beleidigte Partei dastehen und die Welt nicht verstehen. Dann muss man auf einmal weiterleben.

Die ersten von uns stehen auf, wischen sich die Tränen ab und sind immer noch beleidigt, aber genau vom einer bestimmten Person, während andere nach Rache dürsten – „Oh, dann werde ich auch die Herzen anderer Menschen brechen, so funktioniert also die Welt!!"

Ich sehe mich in der ersten Gruppe (ich werde mich doch nicht in die Gruppe der Bösen reinschieben XD). Ich bin eine Person, die ihre Krankheit wegen der hohen Wahrscheinlichkeit durch Gene nicht übertragen möchte, lehne die Aussicht aufs Kinderkriegen ab. Ich weiß auch, wie schwierig es für meine Freunde ist, meine psychotischen Episoden zu ertragen, Viele verlassen mich. Das tut mir sehr Leid und es tut mir wahnsinnig weh, Menschen zu verlieren, mit denen ich einmal Freundschaften geschlossen habe.

Ich habe mit anderen Patienten gesprochen. Zum Beispiel erzählte Wiebke, die an paranoider Schizophrenie leidet, mit ihrem jetzigen Ehemann erst von der Krankheit erzählte, als sie schon die Hochzeit planten.

Meine Familie beriet mich auch später, wenn die Beziehung auch dann wirklich ernst wird.

Ich stimme allen Ratschlägen der Leute zu, die ich nach Ratschlägen zu diesem Thema gefragt habe. Die Aufklärung geschieht bei mir normalerweise in der Übergangszeit zwischen „Bekanntschaft“ und „guter Bekanntschaft mit der Tendenz, ein Freund zu sein“. Ich fühlte keinen besseren Moment dafür.

Ich möchte diese meine Eigenheit nicht verbergen. Ich will nicht weh tun. Ich möchte niemanden des Wunsches, Kinder zu bekommen, berauben.

Ich möchte nicht von jemandem überzeugt werden, Kinder zu haben. Ich möchte mich nicht an einen Mann gewöhnen, und dann erfahren, dass er darauf wartet, mich später doch noch umzustimmen. Und ich werde ihn dafür verlassen. Er ist einfach so. Ich warne alle und immer. Ich möchte keine unvorbereiteten Leute haben und jemanden erschrecken.

Ich habe genug von: „Ich habe dich gehört, wir können es schaffen mit deiner Krankheit, Liebes!“ Und dann tat es mir weh, wenn die Person mir doch wegläuft!

Ich möchte, dass die Leute die Möglichkeit haben, mir zu entkommen, bevor ich sie anrufe und während meiner Anfälle ins Telefon oder persönlich anschreie und beleidige, weil meine Halluzinationen mir auch oft zu Informationen führen, zum Beispiel von jemandem aus meiner Nähe oder aus meiner Ferne, dass sie für die Nazis arbeiten.

Es scheint mir, dass ich aufgestanden bin, mich abgeschüttelt habe, aber nicht vergessen habe, wie meine

Gesundheit zerbrochen wurde, und bin zu meinem normalen Tagesgeschäft mit der Flagge „Das soll nicht mehr auf dieser Welt passieren!" weitergegangen. Ich weiß, das ist nicht umstritten, nicht nachgewiesen, wieso es mir passiert ist. In diesem Kapitel entschuldige ich mich bei denen, denen die ich in einem frühen Stadium unserer Bekanntschaft über meine Probleme erzählt habe. Es tut uns leid. Aber ich werde meine Bekannten weiterhin vorwarnen.

29*** Eine Prima-Ballerina mit den Konzerten durch die ganze Psychiatrie

Eines Morgens bemerkte Valentina, dass sie sich noch nie im Ballett probiert hatte. Sie drehte sich vor dem Spiegel auf „drei-vier“ um und bemerkte, dass es wunderbar funktionierte. Die Zimmernachbarin ging zum Druckmessen und zum Wiegen, was bedeutet, dass Sie den CD-Player ins Badezimmer bringen kann und somit sofort mit dem Training beginnt.

Zu ihrer Lieblingsmusik hat Valentina es fast geschafft, auf Zehenspitzen zu stehen, was sie unglaublich glücklich machte. Es gibt also eine Aussicht.

Ein nerviger Krankenpfleger Jens klopfte an die Badezimmertür. Er rief zum Frühstück. Von so etwas abzulenken! Aber okay. An diesem Tag gingen die Ärzte selbst durch die Patientenzimmer, was bedeutet, dass genügend Zeit für das Training bleibt.

Um schneller zurück auf aufs Zimmer zu kommen und zu trainieren, wurde schnell die Hälfte des Frühstücks geschluckt und der Rest weggefegt. Man muss früher wieder zum Training zurückkehren und vielleicht könnten wir zur Entlassung bereits ein Programm für Auftritte auf der Straße entwickeln, solange es warm und sommerlich ist.

Sie konnte immer noch nicht auf dem Zeh stehen, aber sie entwickelte einige anmutige Wendungen zu ihrer Lieblingsmusik. Valentina schrieb jede erfolgreiche choreografische Entscheidung in ein Notizbuch. Die Nachbarin betrat den Raum und ging einfach weiter, ohne etwas zu sagen. Sie legte sich auf das Bett. Wie gewöhnlich. Valentina bemerkte, dass die Nachbarin sie verurteilte und wandte sich zur Wand. Na ja, zumindest stört sie nicht.

Eine ganze Stunde Training auf der Station endete mit einem Klopfen an der Tür. Die Ärzte kamen herein und baten darum, die Musik während der Untersuchung auszuschalten. Zuerst baten sie Valentina aus dem Zimmer zu gehen. Valentina ging hinaus und machte erkannte zum ersten Mal die Handläufe, die an den Wänden befestigt waren. Genau wie beim Ballett! Valentina begann sich sofort zu strecken. Die Beine waren perfekt gestreckt, mit Handläufen war es viel einfacher. Wenn ich nur die Musik einschalten könnte ...

Die Ärzte verließen den Raum und stellten fest, dass Frau Michel sofort transportiert werden musste. Die Nachbarin warf schnell alle Sachen auf das Rollbett, verließ das Zimmer sehr schnell und brachte es auf das andere benachbarte Zimmer. Dann betrat Valentina selbst ihr Zimmer für die ärztliche Untersuchung.

Nachdem sie den Ärzten all ihre Pirouetten von heute Morgen gezeigt hatte, zeigte sie auch die neue, schwierigste, gerade erfundene: einen Sprung vom Bett mit der Streckung der Beine in fast 180 Grad zur Mitte des Zimmers. Aber der Oberarzt schüttelte missbilligend den Kopf:

„Sie, bitte, können Sie bitte die ... gefährlichsten Tricks, auf der Abteilung nicht trainieren, denn wenn Sie fallen oder sich verkrüppeln, wird dies von der Krankenversicherung nicht abgedeckt."

Aber natürlich! Valentina hatte bereits eine freie und ungefährliche Möglichkeit, sicher zu trainieren! Sobald die Ärzte den Raum verlassen hatten, schaltete sie ihre Lieblingsmusik in voller Lautstärke ein, öffnete die Zimmertür und begann zu üben und sich dabei an den Handläufen festzuhalten. Die Ärzte gingen um die Station herum, und sie sprang, streckte sich und nahm die Choreografie im Gedächtnis auf, um nichts zu vergessen.

Während der Musik- und Ergotherapien dachte Valentina nur darüber nach, wie sie nur in ihren Gedanken zur Choreografie weiter aufzeichnen könnte. Die Ergotherapie brachte in 45 Minuten, 4 vollständig bekritzelte A4-Blätter, aber bei der Musiktherapie gingen alle Gedanken nirgendwo hin. Bei der Rückkehr auf die Station war alles Wichtige weg aus dem Kopf.

Vor dem Mittagessen durfte Sie in den Hinterhof gehen und Ihre Musik durch das Zimmerfenster einschalten. In der Nähe der Bänke lag ein Basketball. Valentina begann ihr Ballett-Tanztraining mit vielen neuen Balltricks. Alles lief perfekt, sie warf den Ball hoch, sie schaffte es drei verschiedene Umdrehungen zu machen und ihn dann zu fangen. Patienten, die im Fernsehzimmer saßen, starrten Valentina durch das Glas an. Einige zeigten sie sogar die zustimmenden Daumen. Eine Stunde später riefen sie sie zum Abendessen.

Valentina konnte nur an das Training und an die Choreografie denken: wie gut ihr Publikum es wahrnehmen wird, ohne zu wissen, dass sie selbst alles ohne jegliche Schule gelernt hat.

Der erste Zuschauer ihrer Show war nicht von der Station, sondern es war ihr Vater, der oft zu Besuch kam. Er bat sie, das Training zu verschieben, nur um zu sprechen, aber die Inspiration erforderte eine besonders hohe Konzentration von Valentina.

In der folgenden Woche konnten Valentinas Eltern oder Freunde nicht mit ihr kommunizieren, sondern nur ihre wilden Tänze und ihre wilden Augen beobachten, die mit einem schrecklichen Licht brannten.

Genau nach acht Tagen wirkte endlich das Lithium. Der Funke der weltberühmten Ballerina verschwand und das Mädchen sah die Realität: Sie amüsierte einfach das gelangweilte geduldige Publikum mit ihren Anfall. Die Krankenschwestern fragten, ob es heute Tänze geben würde und warum das Training aufgehört hatte.

Schwester Sandra sagte dann die wichtigsten und notwendigen Worte:

„Und wenn Sie nicht in der manischen Phase sind, sind Sie eine recht angenehme und interessante Person."

30*** Basic instinct

A) Die Überempfindung

Wir saßen im Hinterhof unter einer Kirsche und rauchten eine seiner teuren Zigarren. Er ist 65, ich bin 25. Wir haben darüber gesprochen, wie sehr wir Sex haben wollen. Er lebte in einem Einzelzimmer, bis jetzt gab es keinen Zimmernachbarn. Er sagte, dass er nach dem Einnehmen der Abendmedikation überhaupt keine Bücher liest, wie er das immer behauptet. Werner prahlte damit, dass er jede Nacht auf eine besondere Weise masturbiert, nicht wie am Vortag oder letzte Woche, er improvisiert und verwendet jedes Inventar dazu, sei es die Bibel oder die Klobürste, und so bis Mitternacht.

Die Klobürste habe ich gestern auch sehr zu schätzten gelernt. Gestern hatte ich die ersten Erfahrungen mit Analsex und mir wurde klar, warum sie Klobürsten mit so einem Griff machen. Ich schmierte es mit Seife und genoss es. Für die Vagina passte sie nicht und ich gönnte mir die Klassiker. Ich benutzte die Dusche. Gott sei Dank war sie auf meinem Zimmer mit Draht.

Ich hatte nach dem klitoralen Orgasmus auch dann nicht genug, es war bei weitem nicht so, wie es während meiner gesunden Tage der Fall war. Ich hatte eine Flasche Mineralwasser zur Hand, die ich an die Wand lehnte und mich hinlegte, damit ihr Deckel mich direkt in die Vagina traf. Es war laut, aber wie es immer während der manischen Phase ist, waren alle Empfindungen um gefühlte 1000 % stärker und Orgasmen kamen und blieben viel länger.

Absolut erschöpft ging ich von der Dusche in das Zimmer, aber die Pillen bewirkten immer noch keinen Schlaf. Durch Zufall berührte ich meine Brust und wurde wieder erregt. Ich legte mich ins Bett, bedeckte mich mit einer Decke für den Fall, dass die Krankenschwester hereinkäme und anfing, mich selbst zu berühren.

Nach einem Orgasmus zog ich mich schnell an, wie schon die ganze Woche, machte mich unter einer Decke lang und schlief mit einem Lächeln im Gesicht ein.

Solche Orgasmen sind keinem von uns nach der manischen Phase gekommen.

B) Der Exhibitionist

Post auf meinem Facebook:

„Es eine gute Geschichte über die Polizei. Die Polizei kann. Das bewies sich heute Morgen. Ich bin 40 Minuten früher zum Hauptbahnhof gefahren um meine Verbindung nicht zu verpassen. Ich kam zur großen Anzeigetafel, um das Abfahrtgleis zu erfahren und bemerkte schnell, dass jemand auf mich zukommt. Es war ein Mann, der einen total irren Blick hatte, seine Zunge rausstreckte und sein männliches Geschlechtsorgan über die Hose massierte. Ich bin völlig erschreckt nach hinten zu den Bänken geflohen. Das war ihm ein Vergnügen und er folgte mir nach, dabei masturbierte er weiter. Ich floh noch einmal um die 50 Meter , sah aber, dass er wieder ankommt und habe laut „Hilfe!" gerufen. Dann erst hat er sich umgedreht und ist weggegangen. Alle Leute am Bahnhof haben so getan, als ob nichts wäre. Ich habe, da ich noch 25 min Zeit hatte, die Polizei gerufen.

Ich war positiv überrascht, wie schnell die Polizisten reagiert haben. Sie haben noch draußen Leute befragt und fassten ihn in den nächsten 10 min, während ich mit

Rücksicht auf meine Zugverbindung schnell und effektiv befragt wurde.
Ein Polizist brachte mir auch meinen schweren Koffer dann zum Gleis.

Der Exhibitionist kam, wie ich es verstanden habe, gerade aus dem Gefängnis und hat sich schon mehrmals danach auffällig gemacht. Mal raus, mal rein!
So etwas muss eingesperrt bleiben und ich freue mich dazu beitragen zu dürfen!

Zwei Tage später wurde mir klar, warum ich so reagierte. Wenn ich in meiner Vergangenheit nicht vergewaltigt worden wäre, wäre ich geschockt vom Bahnhof weggelaufen, oder wenn ich mich entschlossen hätte, „um Hilfe" zu rufen, würde ich geschockt sitzen und diese Informationen verarbeiten.

31*** Eva Braun und andere berühmten Persönlichkeiten

Ich betrat die Geschlossene in einem warmen Kleid, hohen Stiefeln, stark geschminkt. Während die Ärzte und ich die offene Abteilung durchgingen, pfiffen Patienten nach mir.

Ich ging in die Küche, um Wasser zu trinken und sah Adolf Hitler selbst. Er sah Formel 1 und war krank und laut. Ich habe sofort verstanden - jede Sportart, die im Fernsehen gezeigt wird, ist nur eine verschlüsselte Reproduktion von Informationen, die nur diejenigen verstehen konnten, an die es adressiert war. Mir wurde klar, dass hier Kriegspläne geschmiedet werden.

Warum Hitler noch lebte, verstand ich auch sofort - sie haben ihn eingefroren, und jetzt aufgetaut, und er bereitet sich jetzt auf die Rückkehr an die Macht vor (ich habe Timur Vermes damals noch nicht gelesen, es handelt sich um Anfang Dezember 2011). Neben Hitler schaute Eva Brown den Sport mit. Und so begannen sie zu kommunizieren.

Eine Woche später gab Eva mir zu, dass sie Angela Merkel war, dass sie in eine psychiatrische Klinik gebracht wurde und an ihre Stelle ein Doppelgänger eingesetzt ist, der alles tut und sie so bald wie möglich aus der Klinik fliehen muss.

Am nächsten Tag öffnete sich die Tür zur Abteilung und die Krankenschwester schob das Bett, an das ein Mann gebunden war, der laut auf Russisch sang: „Eh putj dorozhka frontovaja, ne strashna nam bombözhka ljubaja ...". Wir beendeten den Refrain im Chor zusammen und lernten uns kennen. Es hat mir aber einfach nicht gefallen, dass er in eine Flasche gepisst hat, ohne mich zu vorzuwarnen. Aber ich dachte, dass er nach einer Operation kam.

Es stellte sich nach zwei Monaten heraus, dass er auf der Brücke stand und aus dem MP3-Player von Viktor Tsoi hörte: „Und alles, was ich brauche, sind ein paar Worte und ein Platz, wo ich vortreten kann.[1]" Also bin ich gesprungen. Und er sprang am Fluss vorbei. Die anderen sahen es und riefen einen Krankenwagen.

Stepanov sagte, dass wir hier sind, weil wir talentierte Leute sind. Hier lag Brodskiy und Tsvetaeva. Wenn wir

---

[1]«И всё что мне нужно это несколько слов и место для шага вперёд.» - Band: KINO, Sänger und Autor: Viktor Robertowitsch Tsoj

hier sind, dann sind wir etwas Besonderes. Er ist Künstler, malt und schreibt Gedichte.

Zusammen mit anderem Patienten Elias kamen wir in einem Gespräch zu dem Schluss, dass er der Messias ist. In Anbetracht dessen sagte er, dass ich ein Bad mit ihm nehmen sollte. Die Krankenschwestern fanden es lustig, als er ankündigte, dass er heute sich mit mir waschen gehen würde.

--- ---

Einen Monat später sah ich in der Offenen zu, wie der Mann von Frau Blume, der ehemaligen Eva Braun und Angela Merkel, kam. Der Ehemann war ein gepflegter älterer Herr mit Brille. Ich ging in die Küche, um zu sehen, ob es irgendeine Art Süßigkeit übrig gab, und beteiligte mich dann an deren Unterhaltung. Der Mann ging nach zehn Minuten.

Dann gingen die Frau und ich runter zum Rauchen. Jeder raucht dort. Es gibt nichts mehr zu tun. Ich fing an, all ihre hässlichen Falten im Gesicht zu zählen.

„Ich bin vor sehr langer Zeit krank geworden. Sie haben mich bei der Arbeit gemobbt. Nahmen jede Möglichkeit. Ich war eine hohe Beamte. Ich liebte die Arbeit, gab mich ganz ihr hin, bis der Chef mich in seinem Büro vergewaltigte. Ich wusste nicht, was ich damit anfangen sollte, ich konnte es meinem Mann nicht sagen. Er weiß es jetzt noch nicht einmal. Jetzt habe ich Schizophrenie. Als ich zum ersten Mal in einer Psychiatrie war, schämte ich mich so, es zuzugeben, dass ich weg war. Dann kam die zweite Episode der Krankheit. Obwohl dies eher noch die erste war, bin ich so deprimiert geworden, dass ich zwei Jahre im Bett lag.

Und jetzt ... jetzt hat mein Mann eine andere Frau gefunden. Und er hat es mir gesagt. Eine gesunde Frau. Er konnte es nicht ertragen. Er konnte mich nicht mehr ausstehen. Aber ich werde es ihr nicht so leicht geben. Ich werde ihn von ihr zurückholen. Es gehört nur mir. Wir haben geheiratet! Mein volles Recht! Er sagte, während ich mich schlecht fühle, wird er mit mir als Freund leben. Das ist schon mal der Anfang!

32*** Drei Mädels und die Stimmen-Halluzinationen

Ich hatte noch nie Stimmen im Kopf gehört. Dies ist wahrscheinlich der Grund, warum meine Krankheit nicht als Schizophrenie eingestuft wurde. Ich hatte Sinneshallis, Geruchshallis, Paranoia und Größenwahn. Auch kann ich seit vielen Jahren ohne Pillen nicht einschlafen.

Da es auf der offenen Station nichts zu tun gibt, raucht jeder immer im Hof. Ich ging aus der Villa heraus und geriet inmitten eines Gesprächs zwischen zwei Patienten über Stimmen- Halluzinationen.

„Alles begann beim Festival. Schlaflosigkeit, unendliche Energie begannen. Ich habe vier Tage lang ohne jegliche Substanzen oder Alkohol durchgetanzt. Ich war nicht ich. Zwischendurch befahl mir jemand vom Himmel, mich umzubringen. Ja, „Schneide deine Adern auf! Schneide deine Adern auf!“. Nun, ich schnappte mir den Schlüssel zum Haus und fing an, die Haut zu zerreißen. Ich wurde dabei gesehen, als die Hand bereits blutete Jemand fixierte mich und der andere rief den Krankenwagen. So fand ich heraus, dass ich Schizophrenie habe. Und jetzt ist das anders. Die Stimmen sind jetzt fast die angenehmste Halluzination. Wenn ich, zum Beispiel, krank werde, passiert es so: Ich bekomme eine Nachricht, eine E-Mail oder einen Brief von jemandem, ich schaue nur auf das Papier oder auf den Bildschirm, und der Text wird genau durch die Stimme der Person, die mir geschrieben hat, vorgelesen. Das ist sogar schön!“

„Hörhalluzinationen stören mich im Allgemeinen nicht mehr. Ich sitze in meinem Büro bei der Arbeit. Und im Kopf können sie schreien, Schach spielen, streiten. Ich weiß bereits, dass dies eine Halluzination ist und arbeite einfach weiter. Schlimmer ist es bei meiner Freundin, mit der wir das letzte Mal auf selben Zimmer waren. Sie weinte nachts und entschuldigte sich bei jemandem. Als es ihr besser ging, fragte ich, was es war. Sie sagte, dass sie die Stimmen ihrer Kinder hört, die ihr Vorwürfe machen, dass sie sie nicht zur Welt gebracht hat, also Abtreibungen hatte. Und sie hört sie immer, wenn eine neue Episode der Krankheit ausbricht.“

33*** Ein echter Freund muss nicht!

Wir haben uns seit fünf Jahren nicht mehr gesehen. Kindheitsfreundinnen, wir leben in verschiedenen Ländern. Mulan, wie ich sie immer noch nannte, konnte eine halbe Stunde in ihrem Zeitplan für mich finden. Wir umarmten uns und gingen um das blühende Zentrum meiner Heimatstadt X herum.

Wir unterhielten uns, saßen unter Kastanien und genossen Momente der Zweisamkeit. Gleichzeitig dachte ich, dass eine Wespe um uns ständig fliegt. Es stellte sich aber heraus, dass das Telefon vibriert und Mulan es einfach ignoriert. Auf meine Frage, kann ja was Wichtiges sein, hat sie eine Geschichte erzählt, die ich bereits vermutet habe.

Wir waren alle zusammen Freunde. Wir hatten eine Freundin Olya. Nach ihrem Praktikum in Kanada hat sie sich sehr verändert. Sie wurde hysterisch, dann depressiv. Sie erzählte mir einmal, dass sie eine Episode von Größenwahn hatte. Sie brachte ihr ganzes Zimmer in Ordnung und wartete darauf, dass die höheren Dienste bald für sie kommen. Dann stieg sie in eine Straßenbahn und rief den Passagieren zu, dass sie gut sein sollten.

Seitdem wurde bei ihr eine anhaltende träge Depression diagnostiziert.

Olya fing nicht an immer, im Bett zu liegen, aber dafür um von Freunden übermäßige Aufmerksamkeit zu fordern, argumentierend, du bist ein Freund, du musst mich rund um die Uhr aus der Depression herausholen.

Als Mulan die langen Textnachrichten öffnete, konnten wir sie in zwei Kategorien unterteilt werden: „Ich verstehe, dass es schwierig ist, mit einer Person in Depression zu kommunizieren, und deshalb ignorierst du mich . Ich lasse dich in Ruhe." Und dann „Du bist immer noch eine Schlampe, unverantwortliche Schwanzlutscherin, du antwortest nicht einmal."

Ich erklärte Mulan, dass sie Olya nicht heilen kann, wenn sie nicht bereits durch Medizin geheilt ist. Sie antwortete mir einfach verzweifelt, dass Olya ihr bereits mehr als einmal mit Selbstmord gedroht hatte und sie dafür keine Verantwortung tragen wollte. Mulan selbst hat bereits mehrmals ihre Eltern angeschrieben, aber anscheinend wissen sie selbst nicht, was sie tun sollen. Dies ist ein geschlossener Kreis.

Ich umarmte Mulan verzweifelt. Wir begannen zu weinen.

Kapitelverzeichnis

Printed in Poland
by Amazon Fulfillment
Poland Sp. z o.o., Wrocław

60735557R00113